范德辉

症相关疾病诊治

思想 与 临床经验集

主编　范德辉
　　　袁智先

U0214423

SPM南方出版传媒
广东科技出版社 | 全国优秀出版社
·广州·

图书在版编目（CIP）数据

范德辉脊柱相关疾病诊治学术思想与临床经验集 / 范德辉，
袁智先主编. —广州：广东科技出版社，2021.9
ISBN 978-7-5359-7710-6

Ⅰ.①范…　Ⅱ.①范…②袁…　Ⅲ.①脊柱病—中医临床—
经验—中国—现代　Ⅳ.①R274.915

中国版本图书馆CIP数据核字（2021）第162754号

范德辉脊柱相关疾病诊治学术思想与临床经验集
FANDEHUI JIZHU XIANGGUAN JIBING ZHENZHI XUESHU SIXIANG YU LINCHUANG JINGYANJI

出 版 人：朱文清
责任编辑：刘　耕
装帧设计：刘　萌
责任校对：杨崚松
责任印制：彭海波
出版发行：广东科技出版社
　　　　　（广州市环市东路水荫路11号　邮政编码：510075）
销售热线：020-37592148 / 37607413
http://www.gdstp.com.cn
E-mail：gdkjzbb@gdstp.com.cn
经　　销：广东新华发行集团股份有限公司
排　　版：创溢文化
印　　刷：佛山市浩文彩色印刷有限公司
　　　　　（佛山市南海区狮山科技工业园A区　邮政编码：528225）
规　　格：787mm×1 092mm　1/16　印张10　字数200千
版　　次：2021年9月第1版
　　　　　2021年9月第1次印刷
定　　价：69.80元

如发现因印装质量问题影响阅读，请与广东科技出版社印制室联系调换（电话：020-37607272）。

编委会

序言

时光如梭，从医70余载，当范德辉教授把他的手稿交给我时，深感欣喜。一名耄耋之年的中医药工作者最大的心愿就是其倾注一生心血的临床经验，能够有效传承并发扬光大。

我迫不及待地翻阅这些文字，为脊柱相关疾病行业有范德辉教授这样的学者感到振奋！范德辉教授在我身边跟诊多年，他为人谦逊、勤思好学，深得患者和同事的信任。近年来，我常常听闻同道说起范德辉教授在脊柱相关疾病治疗方面的新进展，如今先睹为快。

古人常说：学贵大成。中医药界要培养的不仅是一两个中医奇才，而是要将中医药整体教育水平提高，这样自然会涌现一大批医门龙象。范德辉教授就是其中的领军人物。范德辉教授在医学道路上潜心钻研，锐意进取，既熟通传统医学，又勤修现代医学，可谓成绩斐然。范德辉教授带领团队，将其在治脊疗法道路上的所学、所思、所行及所得加以归纳和整理，在中医基本理论指导下，将中药、推拿、针灸和现代医学知识融会贯通，总结出一套临床上行之有效的脊柱相关疾病理论体系和治疗方案，并整理出版了这部学术经验集。

全书系统介绍了范德辉教授治疗脊柱相关疾病的学术思想和临床经验，非常契合临床需要。书中理论阐述条理清晰，解析精奥，启迪读者，剖析其所以然之理，将医疗经验和医学理论结合，以指导后学，用心良苦。故余乐于为序，盼早日付梓发行。

2021年5月于广州

前言

　　起草书稿时，正值习近平总书记对中医药工作作出重要指示，全国中医药大会在北京召开之际，作为一名中医药工作者，我倍感振奋！

　　随着社会发展和疾病谱的变化，脊柱相关疾病已经逐渐成为针灸推拿科临床上的常见病和疑难病，常规的临床治疗方案已经不能满足临床需要。"中和思想"和"四和疗法"正是在治脊疗法基础上，针对针灸推拿治疗的临床局限性，在不断临床实践的思考中逐步发展成熟的。

　　"中和思想"和"四和疗法"是在中医骨伤科"筋出槽、骨错缝"理论基础上，从身、心、灵三个维度去纠正人体-社会-生物学模式中的各种医学问题，在理论上提出了"以中为体，以和为用"的中和思想学术理论体系，并以此为基础，把中医正骨手法和现代生物力学、解剖学及运动医学有机结合起来，在传承龙氏治脊疗法基础上，在中医辨证论治思想指导下，在临床运用上总结出"四和疗法"诊疗技术。其特点是：理论基础完整；治疗方案系统化；临床效果迅速可靠，对重症病例临床疗效确切；广泛适用于脊柱相关疾病，除常见颈肩腰腿痛以外，还包括循环、消化、呼吸等系统的疾病。

　　本书适用于中医针灸推拿相关专业学生、医生，也适用于骨科、疼痛科、康复科及其他相关专业医务人员。书中医案是根据门诊和病房的病例进行选择和整理，原则上选取临床典型、记录完整的病例，根据当前临床实际情况，以中西医结合为主，便于读者学习理解。

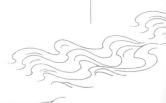

临床治疗总是有常有变的，常说治常易，治变难。本书医案选择有常有变，但变证较多，用者对于治变，务请结合临床分析，反复印证，勿机械套用。另由于本书篇幅所限，"中和思想"和"四和疗法"的全貌不能一一详述，缺憾和书中不足之处在所难免，希望同道不吝指正。

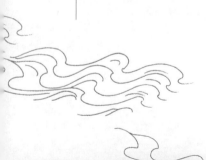

2021年5月于广州

目录

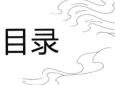

一

医家小传

范德辉，男，汉族，江西井冈山人。中国国民党革命委员会会员，第十二届广东省政协委员，广东省名中医，享受国务院政府特殊津贴专家，二级教授，广州中医药大学博士研究生导师，龙氏治脊疗法传承人，国家中医药管理局重点学科、国家卫健委重点专科针灸康复科脊柱康复方向学术带头人，第五批全国老中医药专家学术经验继承人，广东省第二批名老中医药学术思想继承指导老师，广东省中西医结合学会脊柱疾病康复专业委员会主任委员，中国民族医药学会康复分会副会长、推拿分会副会长。曾两次代表中医药专家参加广东省政府、广东省卫健委组织的南太平洋岛国"送医上岛"医疗巡诊活动，推广中医药文化，出色地完成了"一带一路"医疗外交使命。

范德辉教授从事脊柱相关疾病及中风病临床、科研及教学工作近30年，在继承著名脊柱病专家龙层花教授治脊方法的基础上，结合传统医学和现代医学理论，通过大量的临床积累和科研论证，形成"动正整脊手法"理论，确立"三步定位"和"四步十法"诊疗体系，实现了脊柱相关疾病临床治疗水平的整体提高。为解决临床治疗手法的规范化和标准化难题，主编了《龙氏治脊疗法》一书，在脊柱相关疾病理论研究及临床应用领域产生重大影响。与此同时，主持国家级、省厅级及市局级脊椎病因学相关科研课题13项，发表相关论文30多篇，主编出版学术著作3部；获得广东省科技进步二等奖1项，中国民族医药学会学术著作三等奖1项，中国中医药研究促进会科技进步奖三等奖1项。在业界具有较大的影响力。

为了在国内更好地推广脊柱病诊疗技术，使技术下沉基层，在广东省政府百万专项资金资助下，范德辉教授先后主导成立以11家三级医院为依托的脊柱疾病临床康复示范基地，举办相关培训12期，培训人员达3 000人次，受邀参加省内外专题讲座30余次，每年接收国内专科进修医生近100名。并邀请专业摄影团队录制了与《龙氏治脊疗法》相应的手法操作视频，亲自演示"三步定位""四步十法"及防治功法；出版科普专著《治腰治颈不如靠自己》《常见关节炎的预防与康复》《名中医卢桂梅脑病诊治学术思想及临床经验集》。同时，借助网络，建立脊柱养生微信公众平台、名中医传承工作室网站，不断推送脊柱康复病案，目前关注量已超万人，省内各级媒体的相关科普宣传报道72次。

二

8

薪火相承

（一）治脊要从"龙氏"说起——我的恩师龙层花

龙层花教授（图2-1、图2-2），著名脊柱病专家。从医70余年，曾任职于原广州军区总医院康复理疗科，现任脊柱相关疾病研究所副所长，香港骨伤学会终身会长，中华推拿学会、中国脊柱相关疾病学会名誉会长，中国颈椎病研究会研究员，首届中华脊柱医学论坛大会名誉主席；创立脊椎病因治疗学说和治脊疗法，发明了微机控制治脊床、颈椎牵引椅、龙牌保健枕，拥有龙氏脊柱牵引枕等4项国家专利；获世界传统医学大会金杯奖4次，军队科技二等、三等、四等奖6项，国家级重点课题1项；多次应邀到世界各地讲学，举办龙氏治脊推拿培训班200多期，在全球范围培训了数万名龙氏治脊医师。龙氏正骨推拿已被列为医学院校本科生课程，被国家中医药管理局列为全国适宜推广项目并在全国各地进行了推广。主编及参编著作包括：《脊椎病因治疗学》《颈椎病防治》《腰骶椎病防治》《龙层花都市病家庭推拿法》（VCD）、《实用理疗学》《简明临床理疗手册》《实用脊柱病学》、*The Study and Treatment of Spinal Diseases*，发表论文60多篇。

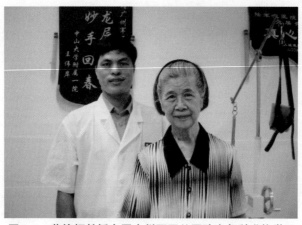

图2-1 范德辉教授在原广州军区总医院康复科进修学习龙氏治脊疗法

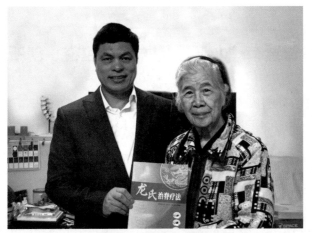

图2-2 范德辉教授向龙层花老师赠送新书

龙老师90多岁高龄，一头白发，眼睛闪亮，经常对弟子说的就是"我们做手法的人，成天帮助别人，很可能把自己的脊柱转歪了。所以自己也要多锻炼。晚上悬吊蹬腿法，早上脊柱保健功，你坚持练了没有啊？"一说起话来就笑眯眯的，像母亲一样温柔。龙老师虽然90多岁，但背不弯，腿不瘸，没有"三高"，和学生交流，思维敏捷，逻辑缜密，令人佩服。

龙老师一直不愿收徒，当面所有人都称她为龙老师，但在外却鲜有人自称其徒弟。究其原因，一是龙老师非常反对个人崇拜，认为她提出的脊柱相关病因学和创立的龙氏手法是要造福百姓的，不是建立个人崇拜的。二是龙老师认为医学是自然科学，需要不断地进步和完善，一旦收徒就是自立门户，自设壁垒，是一种既限制他人，又束缚自己的做法，她希望不要因为她而阻碍学科的进步和学生的成长。直到近九十岁时，为了学术思想能有效传承，她这才认可传承人，而我刚好有幸成为主要传承人中的一员。

龙老师常感叹人生易老，在耄耋之年，回首人生，若能为奋斗一生的事业留下一点体会，为继承者所传承，则不枉老有所托。她最大的心愿就是能多培养一些学生，把自己的学识、技术通过学生的双手传递出去，造福百姓，为人民群众的健康谋一份福祉。

（二）治脊要有"龙氏"精神——包容、创新、精进

享誉海内外的国家级中医临床诊疗技术——"龙氏"治脊疗法，是由我国著名的脊椎疾病手法专家龙层花教授、魏征教授综合中医各派传统手法之长，并结合人体解剖、骨科手术、生物力学研究，集50多年临床经验所独创的一套中西医结合正骨手法，具有科学严谨、诊断明确、定位准确、手法轻巧及安全舒适的特点。

半个世纪以来，龙层花教授创立的"脊椎病因"学说，为国内外广大的脊椎病、脊柱相关疾病的患者摆脱了疾病的困扰。与此同时，她身体力行将近一甲子的"龙氏"精神也随着她编著的《脊椎病因治疗学》跨洋过海，被世界上众多国家的医生继承与实践。龙老师已经96岁了，仍然笔耕不辍，虽然双眼的视力加起来只有0.3，仍然在电脑上著书写作，担任7个微信群的群主，为医生们会诊疑难病例，为学生指明前进方向，为患者排忧解难（图2-3、图2-4）。用龙老师的话说，"龙氏"精神主要包括三个方面，"龙氏"人菩萨心肠，海纳百川；"龙氏"人开拓进取，不敝帚自珍；"龙氏"人一丝不苟，精以治学，不断进取，简单六字总结就是——包容、创新、精进。

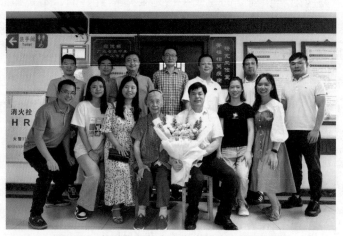

图2-3　龙层花老师来广东省第二中医院指导

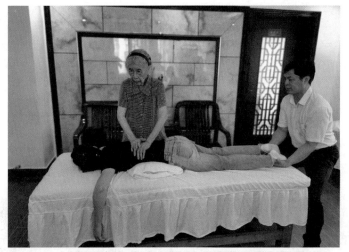

图2-4 龙层花老师来广东省第二中医院指导治疗重症患者

（三）唯众行远、医泽一方——脊柱相关疾病区域诊疗中心

范德辉教授组织团队自2007年开始脊柱相关疾病的防治研究，在1项国家级、6项省级和1项市级科研项目的资助下，率先开展脊柱相关疾病诊疗策略研究，在广东省及国内其他部分地区初步建立了脊柱相关疾病的防治网络，并取得显著社会效益。

经过多年的技术沉淀和推广积累，项目组所依托的科室入选国家中医药管理局遴选的区域中医（专科）诊疗中心建设单位和广东省适宜技术推广单位（图2-5），在国内部分地区如广西壮族自治区、江西省、海南省、山西省及广东省的惠州、佛山、江门、肇庆等11个地级市的30余家单位，建立了以三级医院为依托的脊柱相关疾病诊疗防治策略及管理模式，实现区域性资源共享，适宜技术下沉基层。同时，成立"中国民族医药学会康复分会""广东省中西医结合学会脊柱疾病康复专业委员会""广东省针灸学会针推专业委员会"，建立广东省适宜技术培训基地，开展专题培训12期，培训人员约3 000人次。项目组共出版5部专著：

《龙氏治脊疗法》《推拿学》《常见关节炎的预防与康复》《治腰治颈不如靠自己》《名中医卢桂梅脑病诊治学术思想及临床经验集》。其中，《龙氏治脊疗法》《推拿学》及相关专业教学视频，帮助临床医生规范化掌握相关临床技术，《常见关节炎的预防与康复》《治腰治颈不如靠自己》践行中医治未病思想，指导患者及广大老百姓防治脊柱相关疾病。《龙氏治脊疗法》现已印刷10次，发行量超过30 000册。广东省内各级媒体的相关科普宣传报道72次。

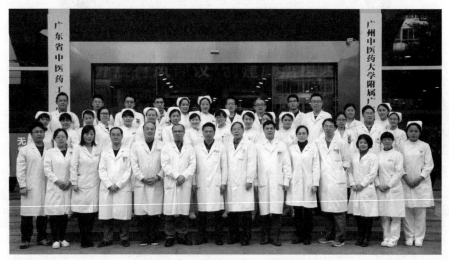

图2-5 区域诊疗中心成立

（四）不忘初心、桃李天下——脊柱相关疾病工作室

脊柱相关疾病工作室是在广东省政府百万资金资助下成立的（图2-6、图2-7）。工作室的成立主要以名中医学术经验继承工作和名医传承团队建设为主，以工作室为平台，目的是：其一，总结研究名老中医药专家擅治3～5种常见病、疑难病的诊疗经验和学术思想，形成系统的诊疗方案，并推广运用于临床；其二，将名老中医药专家学术经验、学术理论推广应用于中医药理论研究、教材建设及教学之中；其三，研究名老中医药

专家成才规律及临床资料并形成专著出版。工作室重点培养传承团队十余名临床骨干力量，并面向全省开放，接受近百名外单位进修、研修人员，形成培养中医药传承型人才的流动站。每年举办国家级（省级）以上中医药继续教育项目活动3次，在广东省范围内，初步构建了以"动正整脊疗法"为核心技术，治疗脊柱相关疾病的诊疗体系传承和推广平台。

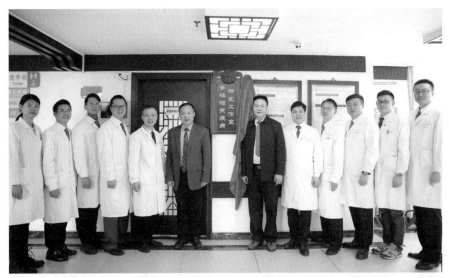

图2-6　脊柱相关疾病工作室挂牌

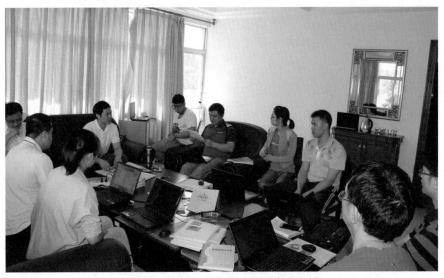

图2-7　脊柱相关疾病工作室学术研讨

三

范德辉教授治疗脊柱相关
疾病的学术思想

（一）"中和思想"的形成

范德辉教授出生于江西省井冈山的中医世家，是红军的后代，他的祖父叶龙开曾跟随毛泽东上井冈山，是井冈山小井红军医院的创始人之一。范教授深受家庭熏陶，年幼时便立志学医，随后考取江西中医学院，就读针灸骨伤专业，毕业后分配至广东省清远市中医院康复科，一年后被破格提拔为该市最年轻的学科带头人。几年后，范教授为突破学术上的瓶颈，毅然决然地走出舒适区，怀揣梦想，开启新的征程，踏出他成为名医之路的第一步——决心从零开始跟随龙层花教授系统学习龙氏治脊疗法。其后范教授经过层层考核后被遴选为全国第五批名老中医药学术思想与经验继承人，师从广东省名中医卢桂梅教授，进一步学习中医内科理论知识，提高临床辨证论治能力。就这样，从在院校学习针灸骨伤知识，掌握传统中医骨伤理论开始，至接诊病人，将书本上的理论知识在临床上加以实践应用。再到接触了龙氏正骨手法，辞去工作重新回到学生的身份，一心一意向龙层花老师学习。而后又向省名中医卢桂梅教授学习，凝练培养中医思维，提高中医辨证能力，一步一个脚印，奠定了坚实的基础。在不断学习进修的过程中，"中和思想"慢慢在范教授的心中清晰了起来。范教授把从医道路上所学到的知识加以总结归纳，取其精华弃其糟粕，将传统医学"筋出槽、骨错缝"理论与现代医学、运动医学、生物力学相关理论相结合，采用中医辨证论治方法，在继承龙氏治脊疗法的基础上，配合多种中医适宜疗法，逐渐形成了一套独树一帜的学术思想体系。

应该如何归纳阐释这一套学术思想，才能体现出当中的精髓呢？这一问题萦绕在范教授心头好长一段时间。范教授认为，除了人体的五脏六腑、气血阴阳是一个整体，人的身、心、灵三方面亦是一个不可忽视的整体，而人体的健康，离不开阴阳平衡、阴平阳秘这一原则。只有实现身、心、灵三者的和谐统一，才谓之为真正的健康，这就是"中和思想"的基础。中医传统认为阴平阳秘，稍有一丝一毫的偏差，均不能达到平衡的状态。要达成这种不偏不倚的目标，则需对筋肉骨骼调和、阴阳调和、身心灵调和的多个维度进行调整、治疗，促进患者恢复健康，提高工作、生活质量。《说文解字》中提道："中者，内也，从口。""和者，相应也，从口禾声。""中"表示事物的内部，字形采用口作字根，中间一竖，表示上下贯通。从字形上，其中的一竖，正如龙氏治脊疗法理论中那一条贯穿于人体的脊柱；在字义上也符合脊椎病因学对脊柱的认识，如中流砥柱，上下贯通。和者，顺也，谐也，不坚不柔也，强调事物的性质平和、协调，融洽、恰到好处，也指身体健康舒适。而其中不坚不柔正与范教授刚柔并济的手法相吻合，亦能体现和谐平衡的治疗思路。而在《黄帝内经》中，"中、和"二字亦有相似的含义。《素问·六微旨大论》曰："上下之位、气交之中，人之居也。""中"为中间、当中，表示交融。《素问·金匮真言论》曰："故曰阴中有阳，阳中有阴。""中"为里、内，表示包含。《灵枢·师传》曰："寒温中适、故气将持。""中"为无太过不及，不偏不倚。《素问·至真要大论》曰："阳明厥阴，不从标本，从乎中也。""中"为中和之气。《素问·上古天真论》曰："法于阴阳，和于术数。""和"为顺应。《素问·生气通天论》曰："阴阳之要，阳密乃固，两者不和，若春无秋，若冬无夏。""和"为和合，表示和谐。《灵枢·本脏》曰："志意者，所以御精神、收魂魄，适寒温，和喜怒者。""和"为调和。《素问·五运行大论》曰："气相得则和，不相得则病。""和"为安和，和缓。

　　"中和"，体现着传统中庸之道，于医德，不偏不倚；于医术，刚柔并济；于疗效，阴阳调和，是范教授从医道路上一直坚持不懈追求的目标。取此二字作为范教授医学思想的核心，既符合理论特色，又和手法特点对应，可以说是巧夺天工，浑然天成。

　　于是，经过反复琢磨，范教授最终决定，以"中、和"二字作为学术思想的名称，"中"意味着不偏不倚，是理论指导，是方向，是"道"；"和"意味着阴阳平衡，是方法的总则，是手段，是"术"。以"中"为道，以"和"为术，真正能体现出范德辉学术思想的内涵。

（二）"中和思想"的基本内容

"中和思想"是范德辉教授将从医路上的经验和心得加以总结和提炼，以中医骨伤科"筋出槽、骨错缝"理论为基础，从身、心、灵三个维度去纠正人体—社会—生物学模式中出现的各种问题。"中和思想"概括性地提出了"以中为体，以和为用"的学术理论体系，并以此为核心，把中医正骨手法和现代生物力学、解剖学及运动医学有机结合起来，在传承龙氏治脊疗法基础上，在中医辨证论治思想指导下，总结出"四和疗法"临床诊疗技术。"中和思想"继承了中医"天人合一""辨证论治"基本思想体系，是探索以环境与个体和谐平衡的方式治疗疾病的方法。其中"中"就是不偏不倚，不多不少的正中求和的状态；"和"则反映自然与个体的和谐，也体现脊柱相关疾病发病过程中骨与关节的和谐，关节与椎周软组织的和谐，脊柱结构和功能的和谐。而"四和疗法"则是"中和思想"在临床实践中的具体方法，"四和疗法"主要包括和骨、和筋、调和气血、和正固本四个方面。从里至外，标本兼顾，调整各关节组织及其功能，使其恢复平衡，使人体达至不虚不实的正中状态。

"四和疗法"的核心是和骨疗法。和骨疗法的主体是在"动中求正"的正骨思想指导下总结出的"动正整脊疗法"。范教授认为，实现"中和"的过程和方法，是在正常生理运动中达到治疗脊柱相关疾病所需要的脊柱生物力学内环境稳态，即所谓"动中求正"。在这一思想的指导下，范教授结合中医正骨手法、现代生物力学、解剖学及运动学的理论基础，创立了"动正整脊疗法"。

"动正整脊疗法"以"中和理论"为指导，确立了动骨、动筋、动气血的临床治疗体系，是通过骨、筋、气血三个治疗方面，在预防、治疗、康复中巩固各个环节以实现"动中求正"的治疗原则。在治疗技术上，提出"松、正、通、和"的技术要求，并依据生物力学、解剖结构在脊柱不同节段所表现的特殊性，设计出十种治疗技术方法。"动正整脊疗法"是"四和疗法"的核心，为"四和疗法"提供了总则。而"四步十法"则明确了治疗方法和步骤，是"四和疗法"中"和骨法"的重点。

（三）"中和思想"的主要特点

1. 创造性地将传统中医正骨"筋出槽、骨错缝"理论与现代生物力学、解剖学和运动医学有机结合起来

"中和思想"是将传统中医正骨"筋出槽、骨错缝"理论与现代生物力学、解剖学和运动医学的相关理论结合起来，在脊椎病因学的诊断基础上，在中医辨证论治思想指导下，传承并创造性地提出"动正整脊疗法"，在临床治疗上提出以"四和疗法"为核心的特色学术思想。范德辉教授将传统医学与现代医学理论结合起来，将脊柱相关疾病从不同层面予以论述，提供更加系统全面的学术理论，真正实现中西医有效结合。

2. 独创"四和疗法"，内外兼顾，标本兼治

区别于目前临床上治疗脊柱相关疾病往往只注重关节复位的现象，范教授运用独创的"四和疗法"，即"和骨、和筋、调和气血、和正固本"，除了关节复位外，在治疗上还关注关节周围肌肉组织的状态，根据病情加以调整。更运用中药、针灸等祖国传统医学的方法，辨证论治，以达疏通经络，扶正祛邪的目的。医学手段固然重要，但是在范教

授看来，日常生活的习惯更加重要，因此，在治疗结束以后，范教授还会针对患者的实际情况对其日常锻炼方法进行指导，旨在能和正固本以"未病先防，既病防变"。在中西医理论的指导下，通过"四和疗法"，在治疗上和生活上对患者作出个性化干预，以身、心、灵为一个整体，内外兼顾，标本兼治。

3. 在临床上提供了标准化、规范化的诊疗方案

"中和思想"提出明确的诊断方法和治疗手段。诊断上，以传统中医正骨"筋出槽、骨错缝"理论与现代生物力学、解剖学和运动医学为基础，依据脊椎病因学，提出定位、定性的客观诊断评估模式，有效防止临床诊疗漏诊、误诊的发生。治疗上，"四和疗法"以定位、定性诊断为前提，根据脊椎病因学的临床分型，在"四和疗法"治疗策略指导下，针对具体错位节段采用特定手法治疗，真正做到精准诊断、精准治疗，以预防为主，治防结合。

4. 体现中医特色适宜技术验、简、便、廉的优势

"四和疗法"在临床运用中，充分体现中医特色适宜技术验简便廉的优势，减少脊柱相关疾病特别是重症脊柱相关疾病的治疗成本，在一定程度上减少甚至避免有创治疗带来的并发症或者医源性损害。在有效降低临床药品比例，提升专科建设能力的同时，提高临床疗效并节省医疗开支。

四

范德辉教授治疗脊柱相关疾病的特色疗法

（一）四和疗法

"四和疗法"是以"动正整脊手法"为核心，以传统中医正骨"筋出槽、骨错缝"理论与现代生物力学、解剖学及运动医学为基础，依据脊椎病因学的相关理论建立的定位、定性相结合的现代诊断模式；针对不同的错位情况选用相应的正骨手法，并且根据患者的临床症状，结合舌脉，在中医基础理论的指导下进行辨证论治；采取不同的针法配合中药调理，并指导患者进行合适的功法锻炼的一种综合疗法。"四和疗法"包含和骨法、和筋法、调和气血法、和正固本法，在临床上提供了标准化、规范化的诊疗方案。

1. 和骨法

范德辉教授在传承龙氏正骨手法的基础上，创新地提出针对脊柱相关疾病的正骨手法，守正创新，创立动正整脊疗法。

龙氏正骨手法是将中国传统医学中的伤科正骨、推拿技术与现代脊柱生理解剖学、生物力学理论相结合，革新形成的一套治疗脊柱关节错位、软组织损伤、关节滑膜嵌顿、椎间盘突出等病症的手法，具有"稳、准、轻、巧、安全有效"的特点。范德辉教授在继承前辈精髓的基础上，指出复位过程须是"动中求正"的过程，且治疗的范围不仅在于单纯的关节错位，更是包括了由于关节紊乱而引起的内外妇科疾病，从而确立"动正整脊手法"，主要包括六种主要手法。

六种主要手法分别为摇正法、扳按法、分压法、推正法、牵引下正骨法、反向拉伸法。①摇正法主要用于颈椎后关节、钩椎关节旋转式错位，包括上颈段，如枕寰关节、寰枢关节错位，$C_2 \sim T_7$ 旋转式错位，也常用于不能应用牵引下摇肩法者。②扳按法用于 $C_2 \sim C_6$ 侧弯侧摆式错位（钩椎关节错位）及 $C_2 \sim C_6$ 后关节混合式错位（常见于交感型颈椎病、偏头痛、落枕引发的滑膜嵌顿），滑膜松解后应加用推正法、牵引下正骨法等。③分压法用于颈胸交界处（$C_6 \sim T_3$）各类椎关节错位。④推正法用于各颈椎前后滑脱式错位，尤其对颈轴变直反弓者有效。⑤牵引下正骨法可用于颈腰椎间盘突出、变性并发椎体及关节各类错位。⑥反向拉伸法则用于缓解肌痉挛和肌性牵涉性疼痛，多在正骨后进行。

2. 和筋法

牵引下正骨，以达"骨入缝，筋归槽"之目的，包括颈椎牵引下正骨及腰椎倒悬牵引下正骨。

临床上，脊柱相关疾病患者椎体错位类型常呈多样性，且肌肉韧带亦处于紊乱状态，单纯依靠传统正骨手法未必能同时将多种错位复位满意，也不能修复错乱的肌肉韧带，导致治疗效果差强人意。牵引下正骨法包括推正法、摇正法、扳按法，其中推正法适用于前后滑脱式错位者，摇正法适用于中、下段颈椎左右旋转式错位者，扳按法则是用于侧弯侧摆式错位者。牵引下正骨与徒手正骨手法原理相同，根据治疗需要，"动点"选用头或肩关节，"定点"选用棘突或横突即可，治疗中贯彻"动中求正"的指导原则。

牵引下正骨法利用牵引时椎间隙相应增宽进行手法复位，存在小关节"绞锁"现象时，此方法更为安全。牵引时前后纵韧带和项韧带拉直，故牵引下推正法能复正椎体和后关节前后滑脱式错位，并能使黄韧带褶皱舒缓复原，有利于前后滑脱式错位关节的复位；牵引能使早期变窄的椎间隙增宽，故对椎间盘变性合并多关节各类型错位易于复正；多关节旋转式错位时，徒手复位常因错位方向复杂而复位不满意，牵引使全部颈椎被拉直，有利于手法逐个进行左右不同方向的复位，不会引起错位方向相反的关节加重错位而引起不良反应；对于椎间盘突出者，牵引时椎间隙被拉宽，有利于髓核的回纳，故有较好的整复作用。

颈椎牵引下正骨法（图4-1）利用颈椎被拉直、椎间隙被拉宽的特点，补充了徒手正骨手法的不足，使各种类型的关节错位均能得到较好的整复，同时亦能拉直前后纵韧带和项韧带，使黄韧带褶皱舒缓复原，达到骨正筋和。

　　腰椎倒悬牵引下正骨法（图4-2）是指人体在逆向体位自重的牵引下，施以推拿正骨手法，从而达到以治疗疾病为目的的一种治疗方法。主要包括倒悬牵引和牵引下正骨推拿两部分。首先患者仰卧位或俯卧位于倒悬推拿治疗床上，双下肢利用牵引带捆绑固定，将倒悬推拿治疗床逐渐升起，使患者最终呈头下脚上的体位，在牵引下正骨推拿治疗。一般分为快速复位法和缓慢复位法。快速复位法用于青壮年和健壮的老年患者；缓慢复位法用于儿童及有骨质疏松的老年患者，体质十分虚弱或急性期疼痛剧烈不能接受快速复位法的患者。

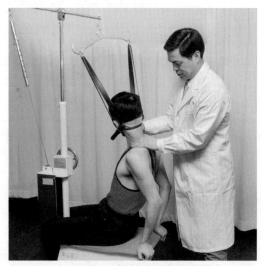

图4-1　颈椎牵引下正骨法

3. 调和气血法

　　运用特色针法（针刀、腹针、浮针等）并配合中药以调和气血，阴平阳秘，经络通畅。

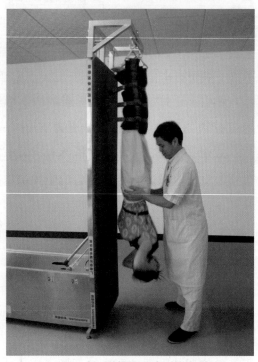

图4-2　腰椎倒悬牵引下正骨法

在和骨、和筋的基础上，根据患者的具体情况，选取相应的特色针法，如针刀、腹针、浮针、体针、水针等，以调和阴阳、调畅气机，达到通经络、活气血的目的。同时辨证论治配合中药调理，巩固疗效，使人体达到阴阳平衡，预防邪气外侵。不同的治疗技术各有侧重，辅助主治法，提高临床疗效。

①针刀疗法侧重治疗位置固定，以局限性疼痛为主要表现的疾病，是一种介于手术方法和非手术方法之间的闭合性松解术，是在切开性手术方法的基础上结合针刺方法形成的。操作者从治疗部位刺入到深部病变处，运用轻松的切割、剥离等手法，以达到松解粘连而止痛的目的。②腹针疗法侧重纠正机体气血失调，是一种通过针刺腹部穴位来调节先天、后天经络的一种微针系统。通过腹针疗法培补后天之本，调畅先天经络、气机运行是调气和血法的主要治疗手段，其理论核心为神阙调控系统，通过刺激腹部的特定穴位，激发经气，调节各脏腑功能，调理气血，平衡阴阳。③浮针疗法是一种侵入性物理疗法，主要针对治疗局部病症，在病灶周围进针，针尖对准病灶，针体沿浅筋膜层（主要是皮下疏松结缔组织）行进。④体针是在中医基础理论指导下，针刺身体各部位经脉、穴位的针刺疗法。通过刺激经络的作用，运用体针治疗脊柱相关疾病时以督脉、足太阳膀胱经上的腧穴为主，同时根据辨证论治适当加减配穴，以疏通背部局部经络，促进气血正常运行。⑤水针疗法侧重于治疗软组织损伤疾患，该疗法能激发局部创伤的修复能力，可以促进劳损组织重新修复。同时还可以提高软组织内部稳定性，在失稳的椎间或椎旁注射，形成人为水肿区，可对椎间失稳处起暂时性的内固定作用，是牵引和手法治疗的有效辅助疗法。

中药方面，范教授认为，脊柱相关疾病病因包括外因与内因两方面，外因主要是感受风、寒、湿、热之邪，长期伏案工作，或跌扑坠伤，邪气阻滞筋脉，经脉不通，不通则痛。内因则主要由肝肾亏虚，或气血亏虚，筋脉失养，或久病入络，瘀血内阻而致病。治疗上根据病程、症状、体征可分为两期，急性期以风、寒、湿、热、痰、瘀等痹阻经络气血为基本病机，其治疗应以祛邪通络为基本原则；缓解期以肝肾气血亏虚，经络失养为基本病机，其治疗则以补肝肾，益气血为主。同时还结合患者症状、舌脉、纳眠、二便进行辨证分析，随证加减，亦巧用道地药材，三因制宜。

4. 和正固本法

创编脊柱康复功法，以达"未病先防，既病防变，瘥病防复"。

由于现代人工作繁忙，缺乏运动锻炼，肌肉力量薄弱，种种病症由此衍生而来。同时，许多患者治疗后刻下感觉症状大大改善，但是疗效持续时间不长，不久相应症状又开始发作，这也是由于肌肉力量不足以支撑而导致。正所谓"治病求本"，不难发现，脊柱相关疾病的"本"正是在于肌肉力量不足以维持脊柱关节的稳定，所以，只有肌肉强壮起来，其维持脊柱关节稳定性的力量才能得到保证，继而许多疾病便可以预防，已发病的治疗效果亦可大大提高，以达到"未病先防，既病防变，瘥病防复"的目的。因此，在治疗的同时，更应该注重指导患者进行相应的脊柱康复功法，分别针对颈部、腰背部进行支撑脊柱稳定舒展的功能训练。其中颈部功能训练包含米字功、回头望月、扳颈功、抗衡米字功、颈椎生理曲度训练；腰椎功能训练包括拱桥、飞燕式、面墙下蹲、悬吊式。以上功能训练，均为恢复脊柱生理曲度，增强相关肌肉力量，维持脊柱关节稳定性而设计，以保护患者，降低脊柱相关疾病的发生率及复发率。

（二）范德辉教授临证经验总结

谈起自己的临床经历，范德辉教授最常说的一句话就是"玉不琢不成器"。范教授的成医之路并非一帆风顺，这要从他年轻时的几段经历谈起。首先是在清远中医院的经历，工作仅1年就破格提拔为康复科副主任，很快在当地成为名医。几年后，作为人才引进受邀担任佛山南海区一家医院的康复科主任，短时间内就把科室建成相当于省级三甲医院康复科规模。这次成功是他人生一个重要的转折。不久之后，通过同行打听到当时已经80岁高龄的龙层花老师准备在当年八月份前往美国探亲。她儿子已在美国定居，大家都估计她这是去安度晚年。范教授一知道这件事，马上就去找医院领导，表示在龙老师出国前，脱产去跟师进修3个月，不料院领导当时就拒绝，认为范教授身为科主任，不能长时间离开单位。起初有些为难，经过短暂思考，范教授毅然决定放弃现有成就，重新开始，即使丢掉工作也要把握住机会跟随龙老师学习。几天后果断辞职，放弃科主任职位，到了龙老师那里深造。白天跟诊，晚上把白天龙老师的每一句话，每个医案都仔细研究，整理成笔记，3个月如一日，深入学习。3个月后龙老师最终去了美国，范教授必须重新找工作，当时信心满满，以往的那些医学手法上的困惑一扫而空，范教授毛遂自荐广东省第二中医院针灸康复科。当时院领导慧眼识人，不拘一格，给他试用机会，结果范教授仅出诊1个月门诊量就排在科室前列，顺理成章地成为医院的职工，慢慢开始了他的名医之路。

在临床工作中范教授不仅对学生要求严格，更是对自己严格要求，并以身作则，要求每一位医生做到对待患者如亲人。

范教授善于总结，求甚解，把每次学习的新知识、新方法带回科室分享，加上自己的心得体会，让整个团队的临床水平不断提高。范教授重视锻炼身体，认为好身体是做好医生的基础。他不仅自己坚持锻炼，还坚持带领团队一起练功，让团队在锻炼中体会手法的技巧、诀窍。

从医近30年，范教授总结其临床心得如下：临床中重视细节、精益求精；做学问善于总结、发现规律；做事要胆大心细、思路严谨；做人要海纳百川、有容乃大。

五

专病论治

（一）脊柱相关疾病概述

　　脊柱相关疾病是指由于椎周软组织损伤、小关节错位、增生退变及脊柱周围组织的无菌性炎症，刺激和压迫脊神经、内脏神经所出现的一系列症候群，但发生疾病的脏器或组织均与脊柱相互分离且有各自的功能。关于脊柱相关疾病的诊断及治疗，从中华传统医学追根溯源，早在2 000多年前，祖国医学就有了关于脊柱相关疾病的论述。

（二）传统医学对脊柱相关疾病的认识

　　脊柱相关疾病的相关论述，可追溯至《黄帝内经》。《素问·脉要精微论篇》曰：背曲肩随，府将坏矣；转摇不能，肾将疲惫；膝屈伸不能，行则偻附，肾将惫矣。《素问·骨空论篇》曰：督脉生病治督脉，治在骨上。此生病，从少腹上冲心而痛，不得前后，为冲疝，其女子不孕，癃痔遗溺溢干。《素问·痹论篇》曰：肾痹者，善胀，尻以代踵，脊以代头。肾痹之证，即骨痹也。《素问·生气通天论》曰：骨正筋柔，气血以流，腠理以密，如是则骨气以精，谨道如法，长有天命。《灵枢·杂病第二十六》曰：心痛，当九节刺之。可以看出，在《黄帝内经》中先辈提出"骨正筋柔，气血以流，腠理以密"，说明脊柱的稳定与全身的健康有密切的关系。还指出某些内科、妇科疾病可从督脉论治，这为脊柱相关疾病的治疗提供理论支持。此外，《难经·二十八难》：督脉者，起于下极之俞，并于脊里，上至风府，入络于脑。《难经·二十九难》曰：督脉，腰脊强痛，不得俯仰……动苦腰背膝寒。《真气运行论》曾记载庄周说："缘督以为治，缘督以为经，可以保身，可以全生，可以延年……"这里所说的督脉——"总督一身之阳气"，而阴阳互生互用，互为表里，阳生而阴长，故全身十二经脉发源于督脉，督脉是十二经的根本，因而背部的督脉线可作为治疗疾病的中枢治疗线。《难经正义》中对督脉脊柱治疗全身疾病有更深刻的表述，曰："五脏之俞皆在背，肺俞在第三椎下，心俞在第五椎下，肝俞在第九椎下，脾俞在第十一椎下，肾俞在十四椎下，又有膈俞者，在七椎下，皆夹脊两旁，各同身寸之一寸五分，总属足太阳经也。"又注曰："胃俞在十二椎间，大肠俞在十六椎间，小肠俞在十八椎之间，胆俞在十椎之间，膀胱俞在十九椎之间，三焦俞在十三椎之间。又有心包俞在四椎之间，亦俱夹脊两旁，各同身寸之一寸五分总属足太阳经也。"由此可见，古人对脊柱相关疾病有一定的认识，早已提出五脏六腑均有其反应点于背部，可以之治疗疾病。而华佗夹脊理论则是古代关于脊柱相关疾病最为系统的一套理论。华佗夹脊穴从属于督脉和足太阳膀胱经，与脏腑密切相关，是体内脏腑与背部体表相连通的点。其联络途径，也是以督脉和足太阳膀胱经的联络为次要基础，并且这种联络有一定的特殊性。它不仅具有经络的循环往复，而且借助于气街径路与上下、左右、前后经脉之气沟通，从而使夹脊穴成为督脉和足太阳经脉气的转输点。督脉与肾、脑、心及胞中有密切联络。《素问·骨空论》描绘督脉属络肾脏，络脑、贯心。《难经·二十八难》中指出督脉属于脑。《奇经八脉考》曰：督脉起于肾下胞中，并贯脊里与脊髓直接连属。就其功用而言，督脉为阳脉之海，手足三阳经气皆会于督脉，它能统摄调理全身阳气，维系全身元阳。《素问·生气通天论》曰："阴者，藏精而起亟也，阳者，卫外而为固也。""阴阳之要，阳密乃固。"足太阳膀胱经络肾属膀胱，与心脑等脏腑直接发生联络，为一身之巨阳，头背部乃诸阳经统率诸阴经汇合之处。甚至可以说，全身经脉之气均可注入足太阳膀胱经，这一途径是经过经别的出入离合完成的，这样足太阳膀胱经接纳、转输各经之经气，又经过经脉和经别的汇合、交会穴的通达，使足太阳膀胱经具有特殊的联络作用，在经络中成为中心经脉，它与五脏六腑皆相通，五脏六腑之气均输注于足太阳膀胱经，从某种意义上讲，足太阳膀胱经是五脏六腑的统领联络经脉。夹脊穴旁通督脉，与足太阳膀胱经的经气相通，为夹脊穴与脏腑联络提供了基础条件。夹脊穴和背俞穴一样，作为脏腑之气输通出入之处，内应于脏腑，反注于背部，反映脏腑形态，医治脏腑疾病。古代医生也通过解剖证明了，夹脊穴从散布方式上看与神经节段关系极为密切，针刺夹脊穴不但可影响脊神经后支，还可触及其前支，前支与交干相联络，能影响交感神经，从而与脏腑活动相关，具有调理脏腑气血的功用。从夹脊穴与经络、脏腑之间的特殊联络可以看出，夹脊穴是人体除背俞穴外和经络脏腑直接互相转输流注的腧穴，它依靠于督脉和足太阳膀胱经，借助于气街之经气的共同通路，起到了包括背俞穴在内其他腧穴不能及的调理枢纽穴作用。夹脊穴的这种共同作用，使其对许多内脏病及疑难病证具有良好的疗效，且夹脊穴的这种作用和优势在针灸临床上愈来愈受到重视。

1. 对病名的认识

在传统医学中，尚未发现"脊柱相关疾病"，当属传统医学内科的"项强""眩晕"，以及骨科的"痹""骨错缝"等范畴。其中历代文献中对眩晕的文字记载，最早在《黄帝内经》中被称为"冒眩"或"眩"。关于"眩晕"在不同时期的记载不同，其中《黄帝内经》对眩晕的认识有较多描述，主要以"为肝所主"。其中《素问》云："诸风掉眩、皆属于肝。"其中掉，摇也；眩，混乱眩晕也。认为人体的痉挛、肢体震颤、抽搐及头晕目眩之证，是因风邪及肝病所致。随着医学的进步，以张仲景为代表的两汉医家对眩晕的病因、治则治法都有了新的认识。他在《伤寒论》里，认为痰饮是眩晕的主要原因，并立专方治疗。在《金匮要略》中，使用泽泻汤治疗痰饮为主的眩晕病，认为"眩""冒眩"均为水在膈下之病，其中冒者、昏冒而神不清，如有物冒蔽之；眩者，目眩转而乍见眩黑也。到了唐宋时期，则逐渐补充了以六淫、七情致眩学说，对眩晕病因病机的认识更为全面和丰富，强调了眩晕致病因素的多样性。如《济生方》中指出："所谓眩晕……六淫外感，七情内伤，皆能导致。"《备急千金要方》云："头眩重，四肢百节疼烦沉重，多卧少起，恶寒汗出。"在金元时期，认为该病的病机主要是以虚为主，兼痰兼火只是少部分。张介宾在《景岳全书·眩运》指出："眩运一证，虚者居其八九，而兼火兼痰者，不过十中一二耳。"《医学正传》言："大抵人肥白而作眩者，治宜清痰降火为先，而兼补气之药；人黑瘦而作眩者，治宜滋阴降火为要，而带抑肝之剂。"明末清初，"眩晕"一词首次被记载在《仁斋直指方·眩晕方论》中："眩言其黑，运言其转，冒言其昏。眩晕之与冒眩其义一也。"

"项强"的文字记载最早见于《黄帝内经》中，认为项强的原因主要是湿邪所致，提出"诸痉项强，皆属于湿"。东汉张仲景《伤寒论》在继承《黄帝内经》理论基础上，提出项强的病因与风、寒、湿、热等外邪有关，与太阳、少阳等经气的运行输布不利有关。如《伤寒论》云："太阳之为病，脉浮，头项强痛而恶寒。""太阳与少阳并病，头项强痛，或眩冒，时如结胸，心下痞硬者，不可发汗。"隋唐以后，各时期的医家多在前人的基础上，提出项强的治疗方案，在临证阐述时多把项强归为痉证。如《诸病源候论》详细描述其症状，"口噤不开，背强而直，如发痫状"，朱丹溪也提出：治疗虽多应以风药治疗，也可由气血亏虚所致。"项痹"首次在《神农本经会通》中明确提出，"治脚弱，腰肾久冷，除风冷项痹"，一般归痹症中。在《黄帝内经》中设有"痹"证专篇，提出该病的发生与外感风寒湿邪有关，如云："所谓痹者，各以其时，重感于风寒湿之气也。"在东汉后至金元时期对痹症的认识进一步丰富，补充了"历节""痛风"等病名，提出以独活寄生汤等常用治疗方剂。到了明清时期，提出气血闭塞，不通则痛是痹症的总病机，"项痹"则特指颈项部经络气血痹阻不通之症。

"骨错缝"主要阐述骨与筋在受伤之后的病机改变。唐以前的医著中虽然早有记载，但无明确观点，通过在历代医家的不断积累和总结，如在《仙授理伤续断秘方》中不仅提出骨缝的概念，还强调了组织损伤对骨缝的检查是重点，尤其是对关节的脱位、半脱位和骨的错缝要鉴别诊断。如其有云"凡左右损处，只相度骨缝，仔细捻捺，忖度便见大概"。到了明清时期，由于社会动荡，骨伤科发展迅速，对骨错缝的研究也不断深入，《医宗金鉴·正骨心法要旨》不仅记载骨错缝的概念，也同时阐述了辨证及施治方法，如其中云"若脊筋陇起，骨缝必错，则成伛偻之形"之论述。

综上所述，"脊柱相关疾病"，多属内科、骨科临床病症范畴，常见内科病的"头痛""项强""眩晕"，骨科的"痹证""腰腿痛""骨错缝"等。

2. 对病因病机的认识

目前，"脊柱相关疾病"一词在传统医学文献中并没有具体记载，大部分医家认为该病内因在外邪引动基础上发病，存在风火相搏、瘀血内停、气血失濡、年老体虚、痰浊蒙窍、情志失调等学说。

（1）风火相搏学说。"头为诸阳之会"，又为"清阳之府"，如《证治准绳》中云："盖头象天，三阳六腑清阳之气皆会于此。"外感六淫之中，因"高巅之上，惟风可到"，风邪与寒、热、湿等诸邪，都可以导致经脉运行失常，挛急异常，使清窍失养，此为外感之风，其内伤者，多责之情志不遂，气郁化火，风阳无以疏散，上扰颈项者。故在金元时期的刘元素提出风火相搏学说风属阳，火亦属阳，阳主动，两阳相搏，故成眩晕、项痹、头痛之症，在《素问玄机原病式》中云："风火皆属阳，多为兼化，阳主乎动，两动相搏，则为之旋转。"《临证指南医案·头痛》云："头为诸阳之会，与厥阴肝脉会于颠，诸阴寒邪不能上逆，为阳气窒塞，浊邪得以上据，厥阴风火乃能逆上作痛。故头痛一证，皆由清阳不升，火风乘虚上入所致。"早在《黄帝内经》对眩晕的病因病机有较多描述，称之为"眩冒""眩"，认为本病的眩晕属肝所主，如《素问·至真要大论》云："诸风掉眩，皆属于肝。"可见风火相搏，阳气郁结，导致眩晕、头痛等症状的发生。

（2）瘀血内停学说。若跌扑闪挫损伤脉络，瘀血内停，阻滞经脉，可导致脉络瘀阻，或者气血停滞，不能上荣于头目，清窍失养。如《类证治裁·痹症论治》中云："诸痹……正气为邪气所阻，不能宣行，因而留滞，气血凝涩，久而成痹。"提出瘀血内停是各类痹症的主要病机。在头痛方面，张介宾对其辨证要点进行了归纳，《景岳全书》有云："凡诊头痛者，当先审久暂，次辨表里，盖暂痛者，必因邪气；久病者，必兼元气。"气滞血瘀，局部经脉受阻。至清代，现代解剖学引入后，王清任更是认为瘀血内停是头痛的重要病机，创立血府逐瘀汤治疗疼痛顽疾，其《医林改错·血府逐瘀汤所治之证目》云："查患头痛者，无表证，无里证，无气虚，无痰饮等证，忽犯忽好，百方不效，用此方一剂而愈。"或者久病入络，久病则耗伤气血，致脉络不荣，则临证在颈项僵硬，头痛，头晕为主症，如多见伴局部疼痛、麻木固定不移，或痛如针刺等，此类病症所致本病多病机虚实夹杂，症状经久不愈。可见气畅血荣是保证人体正常头项经络气血运行正常的关键，因此瘀血内停是引起诸如头晕、项痹、疼痛等症状的原因。

（3）气血失濡学说。气血是人体生理活动的物质基础，气血生化正常依赖于五脏六腑正常的生理机能，故在病理机制上脏腑的生理功能和气血的生理是互根互用的。《灵枢》中有云："上气不足，……目为之眩。"脾胃为先天之本，若脾胃升降不利，则气血生化就失常，脾属土，主肌肉、四肢，气血精微不足以濡养肌肉四肢，容易引起头晕，颈项疼痛。另外劳逸不当，活动剧烈，耗损真气，汗出肌疏，也可导致筋脉不濡，不荣则痛。《素问》有云："肌痹不已，复感于邪，内舍于脾。""脉气少者，腰脊痛而身有痹也。"血的运行失常，气机紊乱，血行不畅，气血乏源，经络失去正常的濡养，经络气血运行不畅，扰乱心神，痹阻肌节，也容易引起眩晕、头痛、项痹的诱发。

（4）年老体虚学说。肾是人体先天之本，主水藏精气，精成而脑髓生，诸髓者皆属于脑。如《灵枢·海论》有云："脑为髓之海。""髓海有余，则轻劲多力，自过其度；髓海不足，则脑转耳鸣，胫酸眩冒，目无所见，懈怠安卧。"《黄帝内经》有云：上虚则眩。又有云："肾虚则头重高摇，髓海不足则脑转耳鸣。"中医认为，年高者，肾精亏虚在前，脑髓空虚在后；年壮者，若房事不节制，征伐无度，阴精亏耗过甚；体弱者，素体多病，肾精肾气损伤日久，均可导致肾精亏耗，髓海不足，髓虚则脑空，脑空则旋转而耳鸣，而发为晕眩。另外，如《济生方·痹》中云："皆因体虚，腠理空疏，受风寒湿气而成痹也。"中医藏象学说认为，肝主筋，肾主骨，年老体弱者，肝肾亏虚，则肢体经脉失去濡养，或者病后气血大伤，腠理肌肤空虚，此时如外邪乘虚而入，则外邪客于经络，致经络中气血运行不畅而成痹症。

（5）痰浊蒙窍学说。脾胃为后天之本，饮食不节最易伤及脾胃气机运行，如《中藏经·论肉痹》中云："肉痹者，饮食不节，膏粱肥美之所为也。"如果平素过食肥甘厚腻，暴饮暴食，或过食肥甘厚味，碍胃伤脾，以致健运失司，水谷不化，水谷不能有效腐熟，化生精微不能正常输布，聚湿成痰，聚痰化热，痰湿中阻，则清阳不升，浊音不降，痰饮、瘀血互阻，留滞关节经络，导致肢节经络瘀滞，气血运行不畅，发为项痹。如《丹溪心法·头眩》中曰："头眩，痰挟气虚并火，治痰为主，挟补气药及降火药。无痰不作眩，痰因火动，又有湿痰者，有火痰者。"因此中医认为脾胃功能失调会造成痰浊内生，经络痹阻，引起疼痛或者眩晕。饮食日久就会出现腹胀、纳差，进而出现头晕，目眩。

（6）情志失调学说。七情是影响脏腑生理功能的重要因素，不良情绪会直接影响脏腑功能失调，中医称之为"七情内伤"。《黄帝内经》在阐述病机方面的论述中明确提到："诸风掉眩，皆属于肝。"所谓风者，多因为情志不遂，气郁化火，风阳上扰则发为眩晕，其中愤怒过度导致肝气上逆，气为血帅，血随气逆，气血并行于颈项，则气血郁结；暴喜过度，心神无以潜藏，心气涣散，神明失守，脑髓失养，则见头晕，目眩等；过度悲伤可使意志消沉、肺气耗伤，肺主皮毛，主一身之气，肺气不足，营卫失司，六淫外袭，经络痹阻，则见颈项强直，头晕耳鸣；过度恐惧，可使肾气失约，气化不利，水液失调，引发内湿，致经络痹阻；突受惊吓，以致心无所主，神无所归，虑无所定，致气机郁滞，经脉气血运行不利；忧思过度，劳神无制，伤及心脾，不但耗气劳神，也会同时影响脾胃生化之功，气血精微生化乏源，心血空耗，经脉失养，上不能濡养神窍，下不能濡养经脉，则见头晕，耳鸣，颈项强硬。

综上可知，历代医家对脊柱相关疾病的认识总属外感内伤，虚实夹杂之证，主要病位与颈项、五脏均密切相关，病理因素为六淫邪气，因此人的气血旺盛，经络畅达，是保证清窍安宁的基础。多种因素可导致清窍不宁，脑窍失养，风阳内动，气血逆乱而致眩晕、疼痛，项强等症。

（三）传统医学对脊柱相关疾病治疗的认识

中医药对于脊柱相关疾病以推拿、针灸、中药辨证治疗、综合治疗及其他治疗方案为主。

1. 以推拿为主的治疗方案

各类型颈椎病最常用是推拿治疗，当然治疗脊柱相关疾病也不例外。推拿手法的特点是快速起效、安全可靠。推拿是传统医学的外治方法之一，以中医理论为依据，具有祛风散寒、活血通络，调节人体自身的经络生物效应。推拿中的正骨手法，在《医宗金鉴》中具体提出"骨缝开错"理论，以及"先受风寒，后被跌打损伤者，瘀聚凝结，若脊筋陇起，骨缝必错，则成伛偻之形"。从脊柱相关疾病的正骨手法治疗而言，先以放松手法放松软组织，再行手法复位，"当先揉筋，令其和软，再按其骨，徐徐合缝"，明确地提出了正骨手法的具体要求。传统医学认为筋柔骨正互为因果，临床上治疗脊柱相关疾病中，常用的手法主要包括软组织类推拿手法和运动关节类手法。软组织类推拿手法是作用在人体组织表面，通过运动手法带动肌肉等皮下组织同步运动，具有舒筋通络、行气活血止痛的作用。其原理主要是通过缓解肌肉的肌张力，改善皮肤及皮下血液循环，改善椎动脉内血容量，改善基底动脉供血不足，因此眩晕症状能够很大程度的缓解。此类手法较为温和，比较适合颈椎失稳及软组织慢性劳损等原因导致的寰枢关节紊乱，椎基底动脉受压扭曲，供血不足，引起脑循环缺陷引起的眩晕症状。运动关节类推拿手法以通过手法整复关节错缝，达到通利关节，疏通经络，行气活血的目的。该手法疗效明确，但此类手法争议较大，要求施术者技术娴熟，对手法的力度和角度有着良好的控制，否则轻者增加疼痛，重者加重病情，甚至危及生命，因此存在着潜在的风险。运动关节类推拿手法治疗脊柱相关疾病符合中医"异病同治"的治疗原则，能够治疗由于寰枢关节紊乱引起的诸如眩晕、头痛、颈项痛等一系列症状的综合征。

2. 以针灸为主的治疗方案

针灸疗法主要包括针法和灸法，都是在经络理论的指导下，通过选取体表特定腧穴，进行以针为主刺入或以特制的艾燃烧，温热的刺激等操作，引起经气循经感传，通过疏经通络，调和气血阴阳，使五脏六腑功能恢复平衡，达到"阴阳平衡，内病外治"的作用。针灸疗法备受推崇，甚至在很多国家出现了针灸热潮。

3. 以中药辨证为主的治疗方案

以椎动脉型颈椎病为例，该病治疗方法种类繁多，但特异性针对脊柱相关疾病的却较少，非手术疗法中中药治疗也是常见的方法之一。根据中医理论中"无虚不作眩""无痰不作眩"的观点，对本病从肝阳上亢、气血亏虚、肾精不足、痰浊中阻立论，用补肾、平肝、健脾、化痰、活血等方法治疗脊柱相关疾病，经济简便，疗效满意；中药方剂种类繁多，目前临床多以汤剂运用为主。在临床上，中药治疗脊柱相关疾病多以辨证论治为则，常见的分为四种类型：①肝阳上亢型。表现为头目胀痛，眩晕耳鸣，急躁易怒、口苦、失眠多梦，甚者扑倒，颜面潮红，大便干结、舌红苔黄、脉弦而数。治疗以天麻钩藤饮为基本方。②痰浊中阻型。常由饮食不节，导致肠胃郁热，痰热上扰清窍。表现为眩晕，视物旋转，胸闷、食少多寐，苔色黄，苔厚腻，脉滑数。治疗主要以半夏白术天麻汤为基本方。③肾精不足型。主要由于体虚精亏，使肾阴耗竭，阴虚阳亢，多见头晕及颈痹日久不愈，精神不振，五心烦热，腰膝酸软，少寐多梦，两目干涩，舌多见质红，脉以细数为主。治疗以左归丸为基本方。④气血亏虚型。由于年迈体虚或久病大病之后，引起气虚血亏。表现为眩晕动则加剧，纳少腹胀，劳累即发，面色㿠白，神疲自汗，倦怠懒言，唇甲不华，心悸少寐，舌质淡，脉多见细弱。治疗以归脾汤为基本方。⑤瘀血阻窍型。由于跌扑损伤，久坐伤肉，久行伤筋，引起瘀血阻窍。表现为眩晕，头痛，项痛，且痛有定处，兼健忘，失眠，心悸，面唇紫暗，舌暗有瘀斑，多伴见舌下脉络迂曲，脉涩或细涩。治疗以通窍活血汤为基本方。

（四）现代医学对脊柱相关疾病的认识

1. 现代医学对脊柱相关疾病病因病机的认识

现代各医家认为，脊柱相关疾病是由于椎周软组织损伤、小关节错位、增生退变及脊柱周围组织的无菌性炎症，刺激和压迫了脊神经、内脏神经所出现的一系列症候群，但发生疾病的脏器或组织均与脊柱相互分离且有各自的功能。脊柱相关疾病也称为脊柱源性疾病或脊椎源性疾病，是指颈、胸、腰椎的骨、关节、椎间盘及椎周软组织遭受损伤或退行性改变，造成脊柱稳定性下降，在一定诱因条件下，发生椎间盘改变、椎间关节错位、脊柱变形、韧带功能下降或骨质增生等，直接或间接对脊髓、交感神经、脊神经根、椎管内外血管等产生刺激或压迫，引起相应的内脏和其他器官出现的临床症状和体征。广义的脊柱相关疾病，是指由于脊柱及周围软组织力学不平衡所导致的诸多疾病，它不仅涉及常见的颈肩腰腿痛，如落枕、颈椎病、腰椎间盘突出症、腰扭伤、腰肌劳损、脊椎骨性关节炎等，还涉及循环、呼吸、消化、神经、内分泌、免疫等系统的100多种病症，如头痛、头昏、眩晕、耳鸣、耳聋、呕吐、视力障碍、咽部异物感、脑震荡后遗症、面神经麻痹、颈性心律失常、血压异常、胸闷气短、胸背痛、哮喘、心绞痛、类冠心病、腹痛、慢性消化不良、慢性胆囊炎、结肠功能紊乱（腹痛、腹泻、便秘）、一侧上肢或下肢凉、痛经、月经失调等。狭义的脊柱相关疾病，仅仅指脊柱及周围软组织不平衡所致心血管系统、神经系统、消化系统、内分泌系统、运动系统等对应脏器功能减弱或失调。需要特别指出所提到的这些疾病不是一定与脊柱及周围软组织不平衡有关，也就是脊柱及周围软组织不平衡只是这些疾病发病的一个重要病理和原因，而不是全部发病因素。

其中各个医家有不同的见解，龙层花教授认为脊柱相关疾病的核心内容为脊柱及骶髂关节出现损伤或退变，从而出现脊柱功能紊乱（脊椎关节错位、椎间盘突出、滑膜嵌顿）、韧带钙化、骨质增生，刺激和压迫了神经根、椎动脉、椎静脉、脊髓、自主神经而引起的一系列临床症候。潘之清教授从20世纪70年代初，对颈椎病进行了深入研究，提出了颈椎病与血压异常、心律失常、缺血性脑病、视力障碍、运动神经元性疾病等有密切关系，在脊柱相关性疾病的研究方面取得了重大成果。冯天有教授在《中西医结合治疗软组织损伤》一书中提出了局部软组织发生解剖位置的微细变化是一系列临床表现的病理基础。韦贵康教授编著的《软组织损伤与脊柱相关疾病》一书中，提出了脊柱相关性疾病是指由于脊柱软组织损伤出现局部症状外，还伴有脑神经与自主神经功能紊乱等一系列的复杂的临床症状。他认为病理改变是由于脊柱力学平衡失调或其周围软组织炎症改变，引起其他系统出现病症，提出"脊柱与症状相关联"的观点。

根据脊柱全息图可以总结出各节椎体出现错位等病变时所引起的症状（表5-1）。

表 5-1　椎体错位引起的症状

部位		错位引起的症状
颈椎	C_1	眩晕，偏头痛，失眠，嗜睡，头昏沉，颈性高血压，脑供血不足
	C_2	眩晕，头痛，失眠，嗜睡，眼干涩，耳鸣，心动过速，腮腺炎，过敏性鼻炎
	C_3	眩晕，头昏沉，偏头痛，颈肩综合征，神经痛，湿疹，牙痛，张口不能
	C_4	头昏，恶心，呃逆，双手麻痹，肩周炎，落枕，鼻塞，牙痛
	C_5	胸痛，心跳过缓，恶心，呃逆，颈部疼痛，肩部疼痛，手掌胀痛，口臭，烦躁易怒
	C_6	血压波动，扁桃体肿大，肩部疼痛，肩关节痛，拇食二指麻木，上肢外侧放射痛
	C_7	气短胸闷，咽喉痛，上肢后内侧及第四、第五指放射痛，颈根、肩胛痛，肩关节活动受限
胸椎	T_1	气短，气急，肘关节痛，发凉感，心脏早搏，手软乏力，上臂后侧放射痛
	T_2	气短胸痛，心律失常，冠心病（心绞痛），肩关节活动受限，上臂后侧放射痛
	T_3	肺部、支气管症状，易患感冒
	T_4	胸背痛，胸闷，冠心病（心绞痛），善太息
	T_5	口苦，低血压，胃痉挛，癫痫
	T_6	胃痛，消化不良，胃痉挛
	T_7	胃溃疡症状，消化不良，胃下垂，口臭
	T_8	免疫功能低下，肝胆疾病，糖尿病
	T_9	肾功能障碍，小便白浊，尿不畅，过敏症，身体手脚冰冷，癫痫
	T_{10}	肾功能、性功能下降
	T_{11}	肾功能下降，泌尿系疾病，皮肤病
	T_{12}	下腹冷痛，疲劳综合征，不孕症，风湿病症，生殖器官外表痛痒，胃胀
腰椎	L_1	结肠功能失调，便秘，腹泻，腰痛，下腹痛
	L_2	下腹痛，腰酸痛，性功能减退
	L_3	膀胱病，尿少，腰、膝内侧痛且乏力
	L_4	腰痛，坐骨神经痛，排尿困难，尿频或尿少，腿痛放射至小腿外侧，痔疮
	L_5	下肢血液循环不良，下肢乏力怕冷，腰腿痛麻，月经不调，腰骶关节病变，足跟痛麻凉感，膀胱病，前列腺炎

2. 现代医学对脊柱相关疾病治疗的认识

对于脊柱相关疾病的诊断，目前还没有一个公认的诊断标准，患者就诊多以复杂的综合征为特点，给临床诊断带来一定的困难且由于脊柱相关疾病范围广泛，涉及临床诸多学科，也给脊柱相关疾病的诊断带来困难。在临床缺乏特异性诊断标准的情况下，龙层花老师提出"三步定位诊断法"，即神经定位、触诊定位、影像定位，是临床较为实用、可行的诊断方法。①第一步，神经定位诊断法：问诊时，根据患者疼痛、麻木的部位，按神经定位诊断分析神经根受压部位，初步确定错位的脊椎或关节，同时还可以望诊定位法望脊柱的形态，观察有无偏歪、凹陷或凸起，脊椎区有无皮肤颜色改变及色素斑等。②第二步，触诊定位诊断法：通过三指触诊法，确定棘突有无偏歪、关节突有无错位摩擦音、弹响音；横突有无压痛，有无阳性反应物如硬结、条索状肿块或代偿性肥大等。③第三步，影像定位诊断法：首先仔细观察X线侧位片各椎间关节的变化、椎轴动力学改变、生理曲度是否变直，是否有反弓、侧弯；椎体后缘是否变锐、是否有骨桥形成；寰椎错位时会出现仰位、倾位、侧旋等改变，各椎间关节形态改变或移位都属脊椎错位的表现。观察各椎间盘变性，椎体关节骨质增生及各韧带钙化的部位、程度等，同时注意排除骨折、脱位、结核、肿瘤、化脓性炎症等。通过以上三步定位诊断综合分析，可作出最后诊断。

治疗上，目前比较公认的手法治疗脊柱相关疾病的机制有如下几点：①纠正解剖位置的失常：急性损伤或慢性劳损均可造成脊柱骨错缝，筋出槽，进而引起一系列复杂的临床症状，通过手法将骨复位，筋归槽，即可使其他相应的疾病得到治疗。②恢复动态平衡机制：脊柱任一稳定结构失去动态平衡，均会导致相应症状的出现。通过各种治疗方法，恢复脊柱的动态平衡，使脊柱达到一个新水平的稳定，就可以使一些被破坏和阻断了的联系再恢复起来，达到治愈相关疾病的目的。③改变紊乱的信息通道：人体的各个脏器都有特定的生物信息（各脏器固有频率及生物电等），当脊柱发生病变时，就会使它的生物信息发生变化，从而造成有关组织器官的病变。

目前具体治疗方法有以下几种。

（1）整脊疗法。该疗法是以中医传统的经络脏腑理论为依据，以现代医学中的脊柱解剖学为指导，应用中医推拿的多种手法，作用于脊柱及背腰部的经络穴位和肌肉组织上，以预防和治疗脊柱骨关节病和相关脏腑疾病。实施整脊疗法一定要在排除骨质疏松症、骨肿瘤、骨结核等相关重症，传染病，明确诊断的前提下进行。

（2）其他疗法。如手术治疗等，有些患者采用传统方法保守治疗而无效，病情又比较严重者可以考虑手术治疗。

其实在临床上这些疗法不是独立进行的，一般都是多种疗法综合运用，因为根据患者的特异性，疾病的复杂性及各种治法的优势，所以要辨证选药，辨证施术，这样才能够提高疗效，缩短治疗周期，达到治病求本的目的。

六

医案采菁

（一）头颈部疾病

医案一：寰枢关节半脱位

◎ **陈某，男性，18岁。**

就诊日期： 2018年9月10日，农历：八月初一。发病节气：白露后。

主诉： 颈痛伴活动受限3天。

现病史： 患者3天前在警校训练时，因长时间站军姿过程中突发颈肩部肌肉僵硬紧张、痉挛刺痛，伴头晕头痛，左上肢麻木乏力，继而晕倒在地，由救护车送至当地医院急诊科。急查颈椎DR及CT显示双侧寰枢关节间隙不对称，考虑寰枢关节半脱位。当地医院行消炎止痛等对症处理后，予颈托固定，便转至上级医院治疗。但辗转两家医院，医生都表示没有把握对其寰枢关节进行手法复位，经某骨科医生介绍来我院门诊求诊。刻下症见：颈肩部肌肉僵硬疼痛，颈椎活动受限，偶有头晕头痛，左上肢麻木乏力。纳可，眠一般，二便调。

四诊： 神清，精神疲倦，表情痛苦，形体适中，言语清晰，语声正常，气息平顺；颈部酸痛，僵硬不适，活动受限；偶有头晕头痛，左上肢麻木乏力，纳可，眠一般，二便调；舌淡红，苔白腻，舌边有齿痕，脉弦。

体格检查： 颈椎生理曲度变直，颈椎各方向活动明显受限，双侧斜方肌、肩胛提肌紧张僵硬；$C_3 \sim C_6$棘突及椎旁压痛（＋），C_2左侧、C_3右侧横突压痛（＋），转颈试验（＋）。

辅助检查： 外院颈椎DR示颈椎生理曲度变直略反弓（图6-1），颈椎向右侧弯，C_5、C_6旋转式错位（C_5向左旋）（图6-2），$C_3 \sim C_5$多节段双突征；张口位片示寰齿间隙不等宽，左侧稍变窄，C_1向右侧摆式错位（图6-3）。颈椎CT示寰枢关节间隙不对称（图6-4），考虑寰枢关节半脱位。

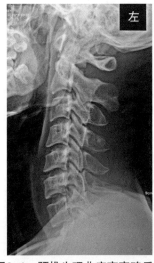

图6-1　颈椎生理曲度变直略反弓

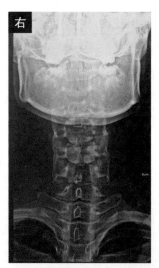

图6-2　颈椎向右侧弯，C_5、C_6旋转式错位

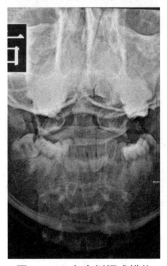

图6-3　C_1向右侧摆式错位

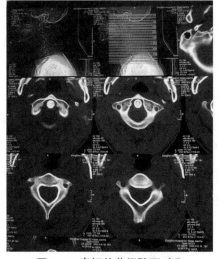

图6-4　寰枢关节间隙不对称

中医辨证分析：患者因军训久站，头项部汗出当风，加之湿邪侵袭痹阻于颈部肌肉关节，不通则痛，故出现颈部酸痛不适，活动不利；外邪留于肢体经络，痹阻局部，故见肢体麻木乏力。

中医诊断（证型）：项痹病（风邪阻络夹湿）。

西医诊断：寰枢关节半脱位。

治则治法：祛风除湿，温经通络。

中药方药：桂枝加葛根汤加减。

桂枝12g	白芍20g	生姜3g	大枣10g
羌活10g	葛根15g	柴胡6g	伸筋草10g
炙甘草3g	鸡血藤15g		

7剂，日1剂，水煎服，早晚分服。

治脊诊断及治疗：

（1）三步定位诊断：①症状：颈肩部僵硬疼痛，颈椎各方向活动受限，偶有头晕头痛，左上肢麻木乏力。②触诊：颈椎各方向活动明显受限，双侧斜方肌、肩胛提肌紧张僵硬；C_3～C_6棘突及椎旁压痛，C_2左侧、C_3右侧横突压痛，转颈试验（+）。③影像学：颈椎DR示颈椎生理曲度变直略反弓，颈椎向右侧弯，C_5、C_6旋转式错位（C_5向左旋）；C_3～C_5多节段"双突征"；张口位片示寰齿间隙不等宽，左侧稍变窄，C_1向右侧摆式错位。颈椎CT示寰枢关节间隙不对称，考虑寰枢关节半脱位。结合三步定位诊断，可明确诊断为：寰枢关节半脱位。病因分型：骨关节损变型。

（2）治疗：①主治法（和骨法）：首先予以放松手法，放松双侧斜方肌、肩胛提肌，待肌肉放松后，以低头摇正法纠正C_5、C_6旋转式错位，再以仰头摇正法和侧向扳按法纠正寰枢关节半脱位，配合侧卧推正法纠正颈轴变直，再予牵引下正骨法，以进一步纠正各种错位。②辅治法（和筋法、调和气血法）：牵引治疗后，予以强壮手法，针对枕后肌群、斜方肌、肩胛提肌等进行点压、指柔，配合电针治疗。穴位选取百会、风池（双）、天柱（双）、颈百劳（双）、颈夹脊（双）、肝俞（双）、肾俞（双）、肩井（双）、手三里（左）、合谷（左）。③功法训练（和正固本法）：指导患者行米字操、抗衡功及恢复颈椎生理曲度等训练（图6-5、图6-6）。

技术要点：行米字操时，头部分别向前、后、左、右，左前、右前、左后、右后8个方向低头仰头。每个动作的过程中颈部肌肉要绷紧，每做完一个动作头部必须回到正中位置才能做下一个动作，每个动作幅度尽量要大、要慢，切勿操之过急。抗衡功可作为米子操的延续，在米字操的每个动作都加上对抗的力，对抗过程中头颈不发生位置改变。

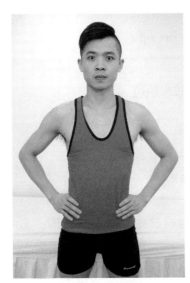

图6-5　米字操

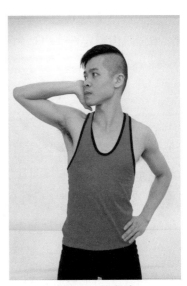

图6-6　抗衡功

疗程与疗效：每天治疗1次，7次为1个疗程。治疗1次后，患者颈部疼痛不适明显好转，颈部活动范围较前明显增大，复查颈椎张口位DR示枢椎齿状突居中，寰枢关节双侧对称（图6-7）。继续治疗1个疗程后，复诊时患者诉症状消失，颈部肌肉松软无不适，颈部活动范围正常。叮嘱患者后续坚持行颈部功能锻炼。

病案分析：患者颈肩部僵硬疼痛，颈椎各方向活动受限，偶有头

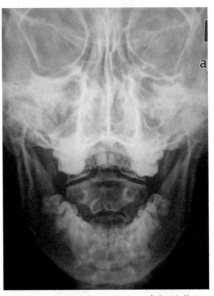

图6-7　枢椎齿状突居中，寰枢关节双侧对称

晕头痛，左上肢麻木乏力，结合外院相关检查行三步定位诊断，可明确诊断为寰枢关节半脱位。治疗方面，患者存在寰枢关节侧摆式错位及颈椎侧弯和生理曲度变直略反弓，须同时纠正，故行侧向扳按法纠正侧弯侧摆式错位，配合牵引下正骨法，进一步改善患者颈椎曲度。手法治疗后，配合中药口服以祛风除湿，温经通络；针灸以疏经通络；颈部功能锻炼以增强肌肉稳定性，以达内外兼治，治病求本之效。

医案二：寰枢关节半脱位

◎ **关某某，女性，8岁。**

就诊日期： 2019年4月23日，农历：三月十九。发病节气：谷雨后。

主诉： 颈痛伴活动受限4月余。

现病史： 缘患者4个月前上体育课时被足球打到左侧面部，当时无明显不适。2天后，患者出现颈部疼痛，活动受限，伴头痛不适，颈部向右侧歪斜，于当地医院行针灸推拿治疗，症状无明显缓解，后逐渐出现嗜睡、烦躁、纳差、恶心呕吐等症状。遂至上级医院就诊，行颈部CT检查示寰枢关节半脱位，住院治疗后颈部疼痛较前稍减轻，活动依然受限，出院后用颈托固定颈部。其后，患者反复住院治疗，但疗效不甚明显，现来我院门诊求诊。刻下症见：颈痛伴活动受限，纳眠可，二便调。

四诊： 神清，精神稍疲倦；颈部疼痛，活动受限，向左旋转受限较明显，头部向右侧歪斜；无手足麻木；咳嗽咳痰，痰量多，色黄质黏，能自行咳出；无恶寒发热，纳眠可，二便调；舌暗红，苔黄厚腻，脉细。

体格检查： 颈椎生理曲度存在，颈椎向左侧弯，颈部肌肉紧张，旋转活动明显受限，C_2横突压痛，余无明显压痛，叩顶试验（-），椎间孔挤压试验（-），双侧臂丛神经牵拉试验（-），四肢感觉正常，肌力、肌张力正常，生理反射对称正常，病理征未引出。

辅助检查：颈椎DR示颈椎生理曲度存在，颈椎向左侧弯（图6-8），寰齿间隙左右不等宽，右侧变窄（图6-9），C_1旋转式错位（C_1向右旋），C_1向左侧摆式错位。颈椎CT示寰枢椎半脱位（图6-10）。

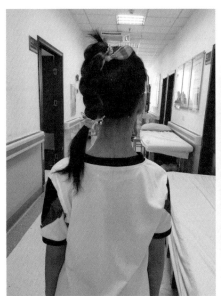

图6-8　颈椎向左侧弯

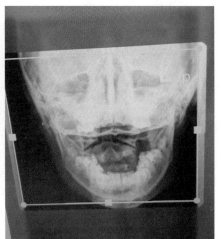

图6-9　寰齿间隙左右不等宽

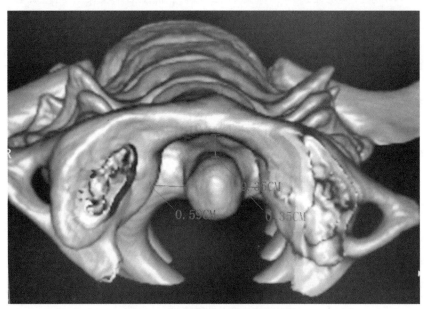

图6-10　颈椎CT示寰枢椎半脱位

中医辨证分析：患者年幼，先天禀赋不足，平素脾胃虚弱，脾失健运，水湿不化，聚而成痰，痰湿内阻，加之颈项部外伤，致气机郁滞，血行不畅，气血瘀滞，不通则痛，故见颈痛；痰瘀阻滞肺络，肺失宣发肃降，故见咳嗽、咳痰。

中医诊断（证型）：①项痹病（痰瘀阻络）。②咳嗽（痰瘀阻络）。

西医诊断：①寰枢关节半脱位。②咳嗽。

治则治法：燥湿化痰，通络止痛。

中药方药：二陈汤合桃红四物汤加减。

陈皮10g	茯苓10g	红花5g	甘草6g
桃仁10g	当归10g	白芍6g	川芎6g
生地黄10g	法半夏9g		

7剂，日1剂，水煎服，早晚分服。

治脊诊断及治疗：

（1）三步定位诊断：①症状：颈部疼痛伴活动受限，向左旋转受限较明显，头部向右侧歪斜。②触诊：颈椎生理曲度存在，颈椎向左侧弯，颈部肌肉紧张，旋转活动明显受限，C_2横突压痛。③影像学：颈椎DR示颈椎生理曲度存在，颈椎向左侧弯，寰齿间隙左右不等宽，右侧变窄，C_1旋转式错位（C_1向右旋），C_1向左侧摆式错位。颈椎CT示寰枢椎半脱位。结合三步定位诊断，可明确诊断为：寰枢关节半脱位。病因分型：骨关节损变型。

（2）治疗：①主治法（和骨法）：首先予以放松手法，放松双侧斜方肌、左侧胸锁乳突肌及斜角肌，待肌肉放松后，予以仰头摇正法和侧向扳按法纠正C_1旋转式错位和侧摆式错位；每天多次低重量间断颈椎牵引（牵引重量：白天2kg持续牵引2小时，休息半小时；夜晚1kg持续牵引2小时，休息半小时）（图6-11），以纠正寰枢关节半脱位。②辅治法（和筋法、调和气血法）：患者双侧斜方肌、左侧胸锁乳突肌及斜角肌紧张，予以拉伸治疗放松、激活肌肉，配合电针治疗。穴位选取：风池（双）、天柱（双）、颈百劳（双）、颈夹脊（双）、肩井（双）、手三里（左）、后溪（左）、合谷（双），配合红外线治疗、微波治疗以改善血液循环，促进炎症消除。③功法训练（和正固本法）：指导患者行米字操、抗衡功训练，并予肌内效贴治疗，促进本体感觉的恢复，促使颈部两侧肌肉力量趋于平衡。

疗程与疗效：每天治疗1次，7次为1个疗程。1个疗程结束后，患者颈部疼痛较前明显减轻，颈部活动范围较前改善。3个疗程结束后，患者颈部疼痛完全消失，颈部活动范围和头颈歪斜恢复正常。叮嘱患者坚持行颈部功能锻炼。

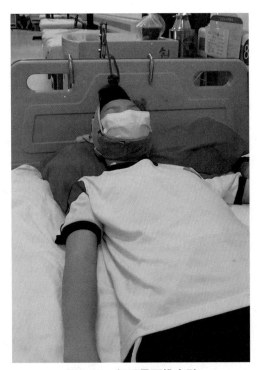

图6-11　低重量颈椎牵引

病案分析：患者因受外伤后，出现颈部疼痛伴活动受限，结合外院相关检查及三步定位诊断，可明确寰枢关节半脱位。治疗方面，患者存在寰枢关节旋转式错位及侧摆式错位，两者须同时纠正，考虑患者年龄偏小，肌肉力量相对不足，故予多次低重量间断颈椎牵引，以更好地纠正寰枢关节半脱位。患者头颈歪斜，颈部两侧肌肉力量不平衡，故予肌内效贴，促进本体感觉的恢复，以促进颈部两侧肌肉力量趋于平衡。并配合中药口服燥湿化痰，针灸以疏经通络止痛，颈部功能锻炼以增强肌肉稳定性，巩固疗效。

医案三：混合型颈椎病

◎**王某某，男性，40岁。**

就诊日期：2017年8月1日，农历：六月初十。发病节气：大暑后。

主诉：反复视力模糊伴头晕2月余。

现病史：患者于2个月前无明显诱因出现视物模糊，偶伴头晕，休息后视物模糊可稍缓解，自行滴眼药水（具体不详），症状无明显改善。遂至眼科医院就诊，行眼科相关检查，无明显异常。近日由于工作繁忙，出现颈部酸痛不适，视物模糊进一步加重，遂来我院门诊求诊。刻下症见：颈部酸痛不适，双眼视物模糊，头晕，无上肢麻木乏力，无恶心呕吐，纳眠差，二便尚调。

四诊：神清，精神疲倦，面色无华，双目略无神，形体偏胖，言语清晰，语声稍低，气息平顺，颈部酸痛不适，双眼视物模糊，头晕，注意力难以集中，纳少，眠差，二便尚调；舌淡红，苔薄白，脉细弱。

体格检查：颈部双侧斜方肌、肩胛提肌、胸锁乳突肌紧张，颈椎活动稍受限，臂丛神经牵拉试验（－），叩顶试验（－），枕下肌群紧张，压痛明显，C_1、C_2右侧横突压痛明显。

辅助检查：颈DR示颈椎生理曲度变直，C_2向右旋转式错位（图6-12）。

中医辨证分析：患者素体虚弱，近日工作劳累过度，颈部筋骨劳损，耗伤心脾，致心脾亏虚，气血生化不足，目失濡养，神光衰微，故见视物模糊，颈部酸痛不适。血不上荣，则面色无华而头晕，脾失健运，气血不足以养神，则食少神疲。舌淡脉弱为气血不足之征象。

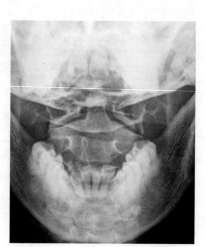

图6-12　C_2向右旋转式错位

中医诊断（证型）：①视瞻昏渺（心脾两虚）。②眩晕病（心脾两虚）。

西医诊断：混合型颈椎病。

治则治法：健脾养心，益气补血。

中药方药：人参养荣汤加减。

白芍20g	当归10g	陈皮10g	黄芪10g
桂心10g	党参10g	白术10g	甘草6g
茯苓10g	远志10g	熟地黄10g	五味子10g

7剂，日1剂，水煎服，早晚分服。

治脊诊断及治疗：

（1）三步定位诊断：①症状：颈部酸痛不适，双眼视物模糊，头晕。②触诊：颈部双侧斜方肌、肩胛提肌、胸锁乳突肌紧张，枕下肌群紧张，压痛明显，C_1、C_2右侧横突压痛明显。③影像学：颈椎DR示颈椎生理曲度变直，C_2向右旋转式错位。结合三步定位诊断，可明确诊断为：混合型颈椎病。病因分型：关节功能紊乱型。

（2）治疗：①主治法（和骨法）：首先予以放松手法，放松双侧斜方肌、肩胛提肌、胸锁乳突肌和枕下肌群，待肌肉放松后，以仰头摇正法纠正C_2旋转式错位。②辅治法（和筋法、调和气血法）：患者双侧斜方肌、肩胛提肌、胸锁乳突肌紧张，予以拉伸治疗放松、激活肌肉，配合电针治疗。穴位选取风池（双）、颈百劳（双）、颈夹脊（双）、肩井（双）、心俞（双）、脾俞（双）、内关（双）、合谷（双），配合红外线治疗、微波治疗以改善血液循环，促进炎症消除。③功法训练（和正固本法）：指导患者行米字操、抗衡功训练。

疗程与疗效：每天治疗1次。3次治疗结束后，患者诉视物模糊及头晕症状消失，叮嘱其后续坚持每天练习颈椎保健功法。随访半年，未见复发。

病案分析：患者出现颈部酸痛不适，双眼视物模糊，头晕，休息后症状可缓解，劳累后加重。又经眼科专科医生检查，排除眼睛局部病变。经三步定位诊断，可明确诊断为混合型颈椎病。予颈部推拿正骨、针灸治疗后，其颈部酸痛、视物模糊及头晕消失，也验证了其所患疾病为混合型颈椎病，而非眼科疾病。临床诊治过程中，在排除其他专科疾病后，严格遵循三步定位诊断可明确疾病根本病因，从而取得良好疗效。

医案四：混合型颈椎病

◎**朱某某，女性，48岁。**

就诊日期：2018年3月8日，农历：一月二十一。发病节气：惊蛰后。

主诉：反复牙痛2月余，加重伴右面部麻痛3天。

现病史：患者于2个月前无明显诱因出现右下磨牙隐痛，时作时止，午后为甚，自行服用消炎药物，牙痛有所缓解。1周前至口腔科就诊，行根管治疗，牙痛明显缓解。3天前牙痛再次加重，遂至口腔科予以拔除处理，拔牙后出现右侧面部麻木、疼痛，遂至我院门诊求诊。刻下症见：颈部酸痛不适，右侧面部麻痛，右下磨牙处隐痛不适，无头晕，无上肢麻木乏力，无恶心呕吐，纳眠差，二便调。

月经史：初潮13岁 $\dfrac{5\sim7}{28\sim31}$，末次月经2018-2-18。

四诊：神清，精神疲倦，烦躁不安，双目有神，形体适中，言语清晰，语声正常，语速稍快，颈部酸痛不适，右侧面部麻痛，右下磨牙处隐痛不适，腰膝稍酸软，五心烦热，纳眠差；舌红苔少，脉细数。

体格检查：颈部肌肉稍紧张，颈椎前屈、后伸受限，$C_3\sim C_5$棘突旁压痛（+），右侧胸锁乳突肌及斜角肌紧张，压痛（+），双侧斜方肌紧张，臂丛神经牵拉试验（−），叩顶试验（−）。

辅助检查：颈椎DR示颈椎生理曲度存在，C_4、C_5旋转式错位（C_4向右旋、C_5向左旋）（图6-13），$C_3 \sim C_5$椎体失稳（图6-14），$C_3 \sim C_5$可见双突征。

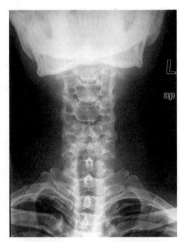
图6-13　C_4、C_5旋转式错位

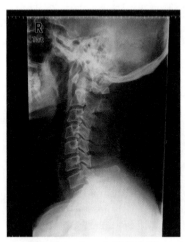
图6-14　$C_3 \sim C_5$椎体失稳

中医辨证分析：患者年近五旬，肝肾渐虚，肾主骨生髓，肾虚则骨失充养，故见颈部酸痛不适；肝肾亏虚，阴虚阳亢，虚火上炎，故见五心烦热；齿为骨之余，牙髓失养，虚火灼烁牙龈，故见牙齿浮动而痛。

中医诊断（证型）：项痹（肾阴亏虚）。

西医诊断：混合型颈椎病。

治则治法：补肾填精，滋阴降火。

中药方药：六味地黄丸加减。

熟地黄30g	山药20g	山茱萸15g	女贞子10g
泽泻10g	牡丹皮10g	茯苓10g	甘草6g
柴胡10g	黄芩6g		

7剂，日1剂，水煎服，早晚分服。

治脊诊断及治疗：

（1）三步定位诊断：①症状：颈部酸痛不适，右侧面部麻痛，右下磨牙处隐痛不适。②触诊：颈部肌肉稍紧张，颈椎前屈、后伸受限，$C_3 \sim C_5$棘突旁压痛（＋），右侧胸锁乳突肌及斜角肌紧张，压痛（＋），双侧斜方肌紧张。③影像学：颈椎DR示颈椎生理曲度存在，C_4、C_5旋转式错位（C_4向右旋，C_5向左旋），$C_3 \sim C_5$椎体失稳，$C_3 \sim C_5$可见双突征。结合三步定位诊断，可明确诊断为：混合型颈椎病。病因分型：骨关节损变型。

（2）治疗：①主治法（和骨法）：首先予以放松手法，放松双侧斜方肌、右侧胸锁乳突肌及斜角肌，待肌肉放松后，以低头摇正法纠正C_4、C_5旋转式错位，配合仰卧位拔伸法及牵引下推正法，以纠正椎体失稳。②辅治法（和筋法、调和气血法）：牵引治疗后，予以强壮手法，针对斜方肌、胸锁乳突肌、斜角肌等进行点压、指柔，配合电针治疗。穴位选取四神聪、风池（双）、天柱（双）、颈百劳（双）、颈夹脊（双）、肝俞（双）、肾俞（双）、翳风（右）、颊车（右）、肩井（右）、外关（右）、合谷（右），配合红外线治疗、微波治疗以改善血液循环，促进炎症吸收。③功法训练（和正固本法）：指导患者行米字操、抗衡功等训练。

疗程与疗效：隔天治疗1次，7次为1个疗程。1次结束后，患者颈部酸痛及右侧面部麻痛和右下磨牙处隐痛不适明显好转。连续7次治疗后，上述症状基本消失，继续治疗3次以巩固疗效。

病案分析：患者无明显诱因下出现牙痛，经口腔科专科治疗后，牙痛并无明显缓解，相反，患者在拔牙后病情加重，导致颈部酸痛不适伴右面部麻痛。考虑患者在拔牙过程中，维持颈椎不良体位时间过长，导致颈椎椎体错位，压迫神经所致。经触诊及影像学检查，可见患者颈椎$C_3 \sim C_5$椎体失稳，予颈部推拿正骨、针灸治疗后，患者面部麻痛及牙痛等基本消失。在颈椎病所引起的临床症状中，牙痛及面部麻痛较为少见，临床上容易引起漏诊或误诊，专科检查加上三步定位诊断，即可明确诊断，从而保证疗效。

医案五：混合型颈椎病

◎**黄某，女性，35岁。**

就诊日期： 2018年5月15日，农历：四月初一。发病节气：立夏后。

主诉： 反复颈痛伴头痛、头颈歪斜、右上肢麻木半年。

现病史： 缘患者半年前劳累受凉后出现颈部疼痛，僵硬不适。第二天病情加重，进而出现头痛，头颈歪向右侧，右上肢麻木。曾于当地医院就诊，接诊医生考虑为"痉挛性斜颈"，行针灸、推拿、拔火罐等治疗，症状无明显好转。患者曾到各大医院或私人按摩店予推拿治疗，症状均未见明显改善，来我院门诊求诊。刻下症见：颈痛伴头痛、头颈歪斜、右上肢麻木，无头晕呕吐，无视物模糊，纳可，眠差，二便调。

月经史： 初潮14岁 $\dfrac{6 \sim 7}{30 \sim 32}$ ，末次月经2018-5-8。

四诊： 神清，表情疲倦，精神略焦虑，面色白，形体适中，言语清晰，语声正常，气息平顺，颈痛，头痛，头颈歪向右侧，右上肢麻木，纳可，眠差，二便调；舌淡红，苔薄白，脉浮紧。

体格检查： 颈椎生理曲度存在，颈椎向右侧弯，双侧斜方肌紧张，右侧胸锁乳突肌、斜角肌紧张，颈部左右侧屈及后伸明显受限，右侧 $C_2 \sim C_6$ 棘旁及横突压痛明显，叩顶试验（＋），椎间孔挤压试验（＋），右侧臂丛神经牵拉试验（＋），C_1 向右侧摆式错位。肢体感觉正常，四肢肌力、肌张力、反射对称正常，病理征未引出。

辅助检查： 颈椎DR示颈椎向右侧弯（图6-15），颈椎生理曲度存在，$C_2 \sim C_6$ 见多个双边征（图6-16），张口位片示寰齿间隙不等宽（图6-17），左侧稍变窄，C_1 向右侧摆式错位，C_5、C_6 双侧椎间孔变窄（图6-18）。

中医辨证分析： 患者因劳累过度，气血亏虚，外受风寒后，邪气侵袭经络，致气血痹阻不畅，不通则痛，故出现颈部疼痛、僵硬不适、头

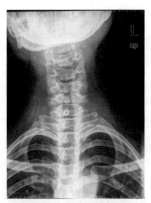

图6-15 颈椎向右侧弯

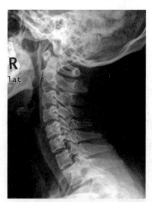

图6-16 C$_2$～C$_6$见多个双边征

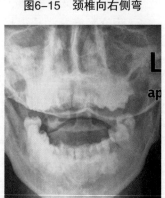

图6-17 寰齿间隙不等宽

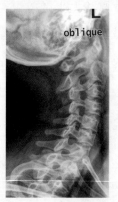

图6-18 C$_5$、C$_6$双侧椎间孔变窄

痛；寒则收引，筋脉拘紧，故出现头颈歪斜；气血痹阻不畅，肢体失荣，故出现上肢麻木。

中医诊断（证型）：项痹病（风寒痹阻）。

西医诊断：混合型颈椎病。

治则治法：祛风散寒，通络止痛。

中药方药：桂枝加葛根汤加减。

葛根10g	桂枝10g	白芍10g	炙甘草10g
黄芪10g	川芎10g	威灵仙10g	羌活5g
防风5g	姜黄5g	苍术5g	鸡血藤10g

7剂，日1剂，水煎服，早晚分服。

治脊诊断及治疗：

（1）三步定位诊断：①症状：颈痛伴头痛、头颈歪斜、右上肢麻木。②触诊：颈椎生理曲度存在，颈椎向右侧弯，双侧斜方肌紧张，右侧胸锁乳突肌、斜角肌紧张，颈部左右侧屈及后伸明显受限，右侧C_2～C_6棘旁及横突压痛明显，叩顶试验（+），椎间孔挤压试验（+），右侧臂丛神经牵拉试验（+），C_1向右侧摆式错位。③影像学：颈椎DR示颈椎向右侧弯，颈椎生理曲度存在，C_2～C_6见多个双边征，张口位片示寰齿间隙不等宽，左侧稍变窄，C_1向右侧摆式错位，C_5、C_6双侧椎间孔变窄。结合三步定位诊断，可明确诊断为：混合型颈椎病。病因分型：骨关节损变型。

（2）治疗：①主治法（和骨法）：首先予以放松手法，放松枕后三角区（枕后小肌群为主）、斜方肌、颈夹肌、肩胛提肌，待肌肉放松后，针对多节段的旋转式错位和侧弯侧摆式错位，予以侧向扳按法纠正侧弯侧摆式错位，低头摇正法纠正旋转式错位，再以仰头摇正法和侧向扳按法纠正C_1侧摆式错位，最后予以牵引下正骨法，以进一步纠正各种错位。②辅治法（和筋法、调和气血法）：牵引治疗后，针对紧张的斜方肌、胸锁乳突肌和斜角肌，予以拉伸手法，再针对枕后肌群予以指揉，配合电针治疗。穴位选取百会、风池（双）、天柱（双）、颈百劳（双）、颈夹脊（双）、翳风（双）、肺俞（双）、肩井（双）、手三里（右）、外关（右）、合谷（右）。③功法训练（和正固本法）：指导患者行抗衡功训练，尤其是加强颈部左侧屈的抗阻训练，并叮嘱持之以恒。

疗程与疗效：每天治疗1次，7次为1个疗程。治疗3次后，患者颈痛伴头痛、右上肢麻木明显缓解；1个疗程后，患者颈痛伴头痛、右上肢麻木基本消失，头颈回复到中立位。继续治疗3次以巩固疗效，叮嘱其注意休息及保暖。

病案分析：患者颈痛伴头痛，头颈歪向右侧，右上肢麻木，经三步定位诊断，可明确诊断为混合型颈椎病。治疗方面，患者存在多节段的旋转合并侧弯侧摆式错位，故两者须同时纠正，配合牵引下正骨，进一步改善各种类型的错位。患者发病季节为冬季，素体劳倦，感受风寒，故需叮嘱患者平时注意休息、保暖及科学的锻炼，以达内外兼治，治病求本之效。

医案六：混合型颈椎病

◎**王某，女性，43岁。**

就诊日期： 2018年3月27日，农历：二月十一。发病节气：春分后。

主诉： 颈项部疼痛反复5年余，加重5天。

现病史： 患者5年前无明显诱因下出现颈项部疼痛，伴有阵发性头晕、头痛，诊断为"混合型颈椎病"，经治疗后症状仍反复发作。5天前患者症状较前加重，自行服药后未见明显好转，遂来我院门诊求诊。刻下症见：颈项部酸痛、怕冷，无上肢麻木乏力，无恶心呕吐，纳可，眠差，二便调。

月经史： 初潮14岁 $\dfrac{3\sim4}{27\sim28}$，末次月经2018-3-19。

四诊： 神清，精神疲倦，双目有神，形体适中，言语清晰，语声正常，气息平顺，颈项部反复疼痛，偶有阵发性头痛、头晕；舌红，苔白厚腻，脉沉滑。

体格检查： 颈椎各方向活动受限，双侧臂丛神经牵拉试验（-），叩顶试验（-），$C_1\sim C_5$棘突及椎旁肌肉压痛（+），C_3、C_4钩椎关节错位，C_5侧摆式错位，右侧胸锁乳突肌紧张，压痛（+），双侧斜方肌紧张。

辅助检查： DR示颈椎生理曲度尚可，未见骨质增生，C_1仰式、旋转式错位；C_3、C_4钩椎关节错位，可见"双突征"，C_5侧摆式错位。

中医辨证分析： 患者体质虚弱，肝肾亏虚，加之失眠，熬夜后损耗精血，肝主筋，肾主骨，肝肾亏虚，筋骨失养，筋骨不坚，筋束骨不利，不荣则痛，而脑窍无以濡养，则出现头晕、头痛。

中医诊断（证型）：项痹病（肝肾不足）。

西医诊断：混合型颈椎病。

治则治法：补益肝肾，温经止痛。

中药方药：自拟方。

当归10g	熟地黄10g	川芎10g	葛根10g
桂枝10g	杜仲10g	枸杞10g	牛膝10g
威灵仙10g	麦冬10g	远志10g	山药10g
北沙参10g	甘草5g		

7剂，日1剂，水煎服，早晚分服。

治脊诊断及治疗：

（1）三步定位诊断：①症状：颈项部疼痛，偶有头晕、头痛。②触诊：$C_1 \sim C_5$棘突及椎旁肌肉压痛（＋），C_3、C_4钩椎关节错位，C_5侧摆式错位，右侧斜角肌紧张，压痛（＋），双侧斜方肌紧张。③影像学：DR示颈椎生理曲度尚可，未见骨质增生，C_1仰式、旋转式错位；C_3、C_4钩椎关节错位，可见"双突征"，C_5侧摆式错位。结合三步定位诊断，可明确诊断为：混合型颈椎病。病因分型：关节功能紊乱型。

（2）治疗：①主治法（和骨法）：放松手法治疗后，予以仰头摇正法纠正C_1仰式、旋转式错位，再行牵引下正骨法，摇正法以纠正C_3、C_4钩椎关节错位，侧向扳按法以纠正C_5侧摆式错位，患者斜角肌紧张，考虑钩椎关节错位所致，予以反向运动法松解肌痉挛，最后行推正法整体调整。②辅治法（和筋法、调和气血法）：患者斜方肌紧张，可行拉伸治疗，予以放松、激活肌肉，配合电针治疗。穴位选取：风池（双）、颈百劳（双）、颈夹脊（双）、肩中俞（双）、肩井（双）、手三里（双）、外劳宫（双），配合红外线治疗、微波治疗以改善血液循环，促进炎症消除。③功法训练（和正固本法）：指导患者行米字功、抗衡功训练。

疗程与疗效：每天治疗1次。2次治疗后，患者头痛、头晕较前明显好转，颈项部疼痛较前有所减轻，继续予以3次手法治疗后予以配合针刀治疗松解关节突关节囊，患者症状明显改善，继续3次巩固治疗后症状消失，痊愈。

病案分析：患者颈椎病病史多年，颈项部疼痛，加重伴头晕、头痛5天，予以调整C_1旋转式、仰式错位后，症状好转；考虑患者有钩椎关节错位，不仅导致颈项部疼痛，亦会压迫椎动脉，引起脑部供血不足，出现头晕、头痛，故治疗中予以配合针刀治疗，进一步松解其关节突关节囊；通过与手法治疗相结合，恢复椎体的正常位置关系，加以微波、红外线治疗以促进炎症消除，加速机体修复。中医四诊合参、辨证准确，施以中药补益肝肾，温经止痛，理法方药正确，临床疗效显著。

医案七：混合型颈椎病合并寰枢关节半脱位

◎**张某，女性，60岁。**

就诊日期：2019年3月1日，农历：一月二十五。发病节气：雨水后。

主诉：颈肩部疼痛3年余，加重伴双上肢麻木乏力1年。

现病史：缘患者3年前不慎从楼梯跌倒致头颈部着地后，开始出现颈肩部疼痛不适，头晕头痛，当时被家人送往当地县人民医院骨科就诊，以"颈部外伤"收住入院，予消炎止痛等对症处理后，疼痛症状缓解。1年前患者颈肩部疼痛不适加重，出现双上肢麻木乏力，以右手为甚，后头部疼痛，有脚踩棉花感，前往本地某三甲医院检查颈椎MRI发现有颈椎间盘突出和寰枢关节半脱位，自行休息后症状稍缓解，但时有反复。为进一步系统诊治，遂于今天来我院门诊就诊，后收入院治疗。刻下症见：颈肩部疼痛不适，伴双上肢麻木乏力，以右手为甚，后头部时有疼痛不适，无头晕，时有踩棉花感，纳可，眠一般，二便调。

月经史：55岁绝经。

四诊：神清，表情疲倦；颈肩部疼痛不适，伴双上肢麻木乏力，以右手为甚；后头部时有疼痛不适，无头晕，时有踩棉花感，无恶寒发热，无心慌胸闷，无恶心呕吐，无腹痛腹泻，纳可，眠一般，二便调；舌淡，苔薄白，舌边有齿痕，脉沉细。

体格检查：颈椎生理曲度变直，颈部肌肉紧张僵硬，可扪及条索状肌肉，颈椎前屈、后伸及左右旋转活动受限，C_2～C_5棘突及椎旁肌肉压痛（＋），双侧胸锁乳突肌及斜角肌压痛（＋），双侧斜方肌压痛（＋），叩顶试验（－），转颈试验（＋），双侧臂丛神经牵拉试验（＋），椎间孔挤压试验（＋），双侧霍夫曼征（＋），C_3、C_4旋转式错位（C_3向左旋、C_4向右旋），C_6、C_7旋转式错位（C_6向右旋），右前臂内侧感觉较对侧稍减弱，余肢体感觉正常，四肢肌力、肌张力、反射对称正常，病理征未引出。

辅助检查：颈椎DR示C_2、C_3，C_4～C_6呈融合改变（图6-19）；枢椎齿状突陈旧骨折并寰枢关节半脱位（图6-20）；C_3、C_4旋转式错位（C_3向左旋、C_4向右旋），C_6、C_7旋转式错位（C_6向右旋）。颈椎MRI示颈椎各椎间盘变性；$C_{2/3}$椎间盘后正中突出（图6-21），相应椎管略变窄；C_2椎体水平脊髓内异常信号影。颈椎CT平扫+骨三维示齿状突分离（图6-22）并寰枢关节脱位；C_2、C_3，C_4～C_6阻滞椎。

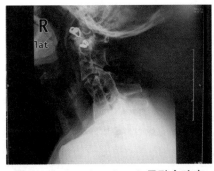
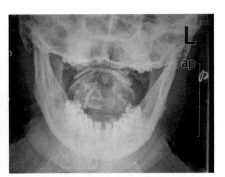
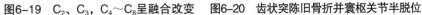

图6-19　C_2、C_3，C_4～C_6呈融合改变　　图6-20　齿状突陈旧骨折并寰枢关节半脱位

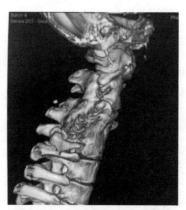

图6-21　C$_{2/3}$椎间盘后正中突出

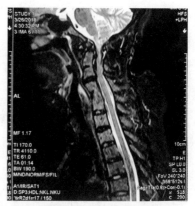

图6-22　齿状突分离

中医辨证分析：缘患者因外伤损伤头颈部，年过五旬，脾胃渐亏，脾失健运，气血生化乏源，病久体虚，耗伤气血，颈肩部经络失养，故双上肢麻木乏力。加之气血运行不畅，痹阻颈肩部经络，不荣则痛，不通则痛，发为本病。

中医诊断（证型）：项痹病（气血亏虚）。

西医诊断：①混合型颈椎病。②寰枢关节半脱位。

治则治法：补益气血，通络止痛。

中药方药：八珍汤加减。

当归10g	川芎6g	白芍10g	熟地黄10g
党参10g	白术10g	茯苓10g	炙甘草3g
升麻6g	葛根15g	桑枝15g	鸡血藤15g
桂枝6g			

7剂，日1剂，水煎服，早晚分服。

治脊诊断及治疗：

（1）三步定位诊断：①症状：颈肩部疼痛不适，伴双上肢麻木乏力，以右手为重，后头部时有疼痛不适，时有踩棉花感。②触诊：颈椎生理曲度变直，颈部肌肉紧张僵硬，可扪及条索状肌肉，颈椎前屈、后伸及左右旋转活动受限，C_2～C_5棘突及椎旁肌肉压痛（+），双侧胸锁乳突肌及斜角肌压痛（+），双侧斜方肌压痛（+），叩顶试验（-），转颈试验（+），臂丛神经牵拉试验（+），椎间孔挤压试验（+），双侧霍夫曼征（+）。C_3、C_4旋转式错位（C_3向左旋、C_4向右旋），C_6、C_7旋转式错位（C_6向右旋）。③影像学：颈椎DR示C_2、C_3，C_4～C_6呈融合改变；枢椎齿状突陈旧骨折并寰枢关节半脱位；C_3、C_4旋转式错位（C_3向左旋，C_4向右旋），C_6、C_7旋转式错位（C_6向右旋）。颈椎MRI示颈椎各椎间盘变性；C_2、C_3椎间盘后正中突出，相应椎管略变窄；C_2椎体水平脊髓内异常信号影。颈椎CT平扫+骨三维重建示齿状突分离（I型）并寰枢关节脱位；C_2、C_3，C_4～C_6阻滞椎。结合三步定位诊断，可明确诊断为：①混合型颈椎病。②寰枢关节半脱位。病因分型：混合型（骨关节损变并骨关节功能紊乱型）。

（2）治疗：①主治法（和骨法）：首先予以放松手法，放松枕后三角区（头部小肌群为主）、斜方肌、颈夹肌、肩胛提肌，待肌肉放松后，针对C_3、C_4旋转式错位，予低头摇正法纠正（图6-23）；针对C_6、C_7旋转式错位，予侧卧摇肩法纠正。②辅治法（和筋法、调和气血法）：正骨手法治疗后，予以强壮手法，再针对紧张的斜方肌、胸锁乳突肌和斜角肌予以指揉，配合电针治疗。穴位选取百会、风池（双）、天柱（双）、颈百劳（双）、颈夹脊（双）、大杼（双）、肩井（双）、手三里（双）、外关（双）、合谷（双）。③功法训练（和正固本法）：指导患者行抗衡功训练，并叮嘱持之以恒。

疗程与疗效：每天治疗1次，7次为1个疗程。治疗1个疗程后，患

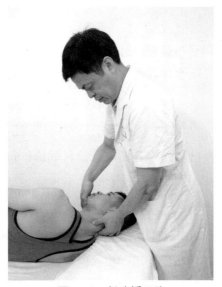

图6-23　低头摇正法

者颈部疼痛及上肢麻木乏力明显缓解。患者因有事出院，叮嘱其坚持锻炼，注意休息、保暖，忌不良姿势。

病案分析：患者颈肩部疼痛不适，伴双上肢麻木乏力，以右手为重，后头部时有疼痛不适，时有踩棉花感。体格检查见双侧臂丛神经牵拉试验（+），椎间孔挤压试验（+），双侧霍夫曼征（+）。影像学见 C_2、C_3 椎间盘后正中突出、寰枢关节半脱位及阻滞椎，可明确诊断为：①混合型颈椎病。②寰枢关节半脱位。患者颈肩部疼痛不适，伴双上肢麻木乏力，结合触诊及神经定位诊断，可明确与 C_3、C_4 旋转式错位以及 C_6、C_7 旋转式错位相关，纠正后症状可好转。本案例难点在于，患者既有寰枢关节半脱位，且齿状突分离，又有阻滞椎，正骨治疗时既要把握疗效也要控制风险。患者是3年前因外伤跌倒后出现颈肩部不适伴双上肢麻木乏力等症状的，而阻滞椎是患者先天具有，从时间上看，两者没有必然的联系；从临床上的多个案例可发现，阻滞椎上下的关节或椎间盘更容易出现问题，而本案例中，取得疗效的关键处理就是针对阻滞椎上下的错位关节进行纠正；在进行正骨手法的同时，还要锁定寰枢关节，保持其不动，避免引发齿状突进一步分离。

医案八：椎动脉型颈椎病

◎黄某，男性，55岁。

就诊日期：2019年10月31日，农历：十月初四。发病节气：霜降后。

主诉：反复眩晕3个月。

现病史：患者于3个月前劳累后出现头晕，呈天旋地转，伴恶心，无呕吐。于当地医院急诊科就诊，行通血管药物（具体不详）治疗，头晕缓解。第二天，患者头晕反复，呈天旋地转，无恶心呕吐，自行休息后缓解。之后患者头晕反复发作，起床、睡下或劳累时发作明显。患者1天前到某三甲医院骨科就诊，行颈椎MRI检查，结果提示 $C_{4/5}$ 椎间盘突出，硬脊膜稍受压。接诊医生建议患者手术治疗，患者因害怕手术风险，拒绝治疗，故今天来我院门诊求诊。刻下症见：颈部酸痛，眩晕，颈部怕冷，无上肢麻木乏力，无恶心呕吐，纳眠差，小便可，大便溏。

四诊：神清，精神疲倦，面色㿠白，双目少神，形体适中，言语清晰，语声正常，少气懒言，颈部酸痛，眩晕，颈部怕冷，无上肢麻木乏力，无恶心呕吐，纳差食少，小便可，大便溏；舌淡苔薄白，脉细弱。

体格检查：颈部肌肉稍僵硬，颈椎前屈、后伸受限，C_3～C_5棘突及椎旁肌肉压痛（＋），双侧胸锁乳突肌及斜角肌压痛（＋），双侧斜方肌压痛（＋），臂丛神经牵拉试验（－），叩顶试验（－），C_6、C_7旋转式错位（C_6向左旋、C_7向右旋），寰枢关节侧弯侧摆式错位。

辅助检查：颈椎DR示C_6、C_7旋转式错位（C_6向左旋，C_7向右旋）（图6-24），寰枢关节侧弯侧摆式错位（图6-25）；C_4向后滑脱（图6-26），C_4、C_5椎体失稳；颈椎MRI示$C_{4/5}$椎间盘突出（图6-27）。

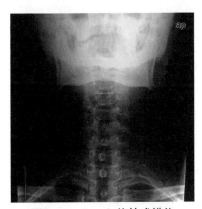

图6-24　C_6、C_7旋转式错位

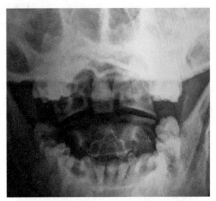

图6-25　寰枢关节侧弯侧摆式错位

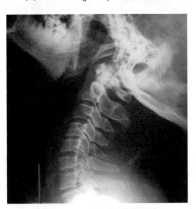

图6-26　C_4向后滑脱

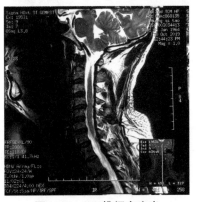

图6-27　$C_{4/5}$椎间盘突出

中医辨证分析：患者素体虚弱，加上劳累过度，致气血亏虚，不荣于脑，动则加剧，遇劳则发，故出现起床、睡下或劳累时眩晕发作。

中医诊断（证型）：眩晕病（气血亏虚）。

西医诊断：椎动脉型颈椎病。

治则治法：补养气血，健运脾胃。

中药方药：归脾汤加减。

白术15g	当归10g	白茯苓10g	黄芪10g
远志10g	酸枣仁10g	木香10g	龙眼肉10g
党参15g	炙甘草6g		

7剂，日1剂，水煎服，早晚分服。

治脊诊断及治疗：

（1）三步定位诊断：①症状：颈部酸痛，眩晕，颈部怕冷。②触诊：颈部肌肉稍僵硬，颈椎前屈、后伸受限，$C_3\sim C_5$棘突及椎旁肌肉压痛（＋），双侧胸锁乳突肌及斜角肌压痛（＋），双侧斜方肌压痛（＋），C_6、C_7旋转式错位（C_6向左旋，C_7向右旋），寰枢关节侧弯侧摆式错位。③影像学：颈椎DR示C_6、C_7旋转式错位（C_6向左旋，C_7向右旋），寰枢关节侧弯侧摆式错位；C_4向后滑脱，C_4、C_5椎体失稳；颈椎MRI示$C_{4/5}$椎间盘突出。结合三步定位诊断，可明确诊断为：椎动脉型颈椎病。病因分型：骨关节损变型。

（2）治疗：①主治法（和骨法）：首先予以放松手法，放松双侧斜方肌、胸锁乳突肌及斜角肌，待肌肉放松后，针对C_6、C_7旋转式错位，予以侧卧摇肩法纠正；针对C_4向后滑脱，予以侧卧推正法纠正，并予牵引下正骨法；针对寰枢关节侧弯侧摆式错位，予以侧向扳按法纠正。②辅治法（和筋法、调和气血法）：患者双侧斜方肌、胸锁乳突肌及斜角肌压痛明显，可行痛点按揉治疗，予以放松、激活，配合电针治疗。穴位选取四神聪、风池（双）、天柱（双）、颈百劳（双）、颈夹脊（双）、肺俞（双）、肩井（双）、手三里（双）、合谷（双），配合红外线治疗、微波治疗以改善血液循环，促进炎症吸收。③功法训练（和正固本法）：指导患者行米字功、抗衡功训练。

疗程与疗效：隔天治疗1次。3次治疗后，患者颈部酸痛、眩晕明显缓解。继续予3次手法治疗后，配合针刀治疗以松解关节突、关节囊，症状明显改善。继续3次巩固治疗后症状消失。

病案分析：患者因劳累后出现眩晕，眩晕发作呈明显的规律性：起床、睡下或劳累后出现，均为颈椎椎体失稳的表现。经影像学检查加以验证，患者C_4向后滑脱，C_4、C_5椎体失稳。经颈部的推拿、针灸、正骨等治疗后，患者眩晕症状消失，也验证了患者眩晕为颈椎病，且是颈椎椎体失稳所致，与$C_{4/5}$椎间盘突出关系不大，不具有手术的指征。最后嘱咐患者加强颈部功能锻炼，增强颈部肌肉力量，以保证骨关节的稳定性。

医案九：交感型颈椎病

◎梁某，男性，32岁。

就诊日期：2019年2月21日，农历：一月十七。发病节气：雨水后。

主诉：咽喉不适2周，加重伴颈项部酸痛1周。

现病史：患者于2周前受风寒引发感冒，到医院内科就诊，接诊医生予药物（具体不详）内服之后，病情有所缓解。后出现咽喉不适感，偶见烧灼感，患者遂去耳鼻喉科就诊，专科结果并无异常。1周前患者咽喉不适感加重，伴颈项部酸痛，遂来我院门诊求诊。刻下症见：颈项部以酸痛为主，颈部怕冷，无上肢麻木乏力，无恶心呕吐，纳可，眠差，二便调。

四诊：神志清楚，精神疲倦，双目有神，形体适中，言语清晰，语声正常，气息平顺，颈项部酸痛，咽喉烧灼感，纳可，眠差，二便调；舌红苔黄，脉浮数。

体格检查：颈椎各方向活动受限（＋），臂丛神经牵拉试验（－），叩顶试验（－），C_1～C_6棘突及椎旁肌肉压痛（＋），C_5、C_6旋转式错位（C_5向左旋），右侧胸锁乳突肌及斜角肌紧张，压痛（＋），双侧斜方肌紧张。

辅助检查：DR示颈椎生理曲度尚可，未见骨质增生，颈椎向右侧弯，C_5、C_6旋转式错位（C_5向左旋）（图6-28）。

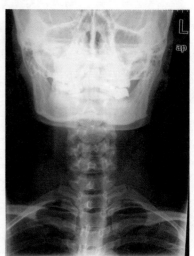

图6-28　C_5、C_6旋转式错位

中医辨证分析：患者素体虚弱，卫气不固，遭受风寒，外邪乘虚侵入，肺气失宣引起感冒，既而风寒化热。咽喉为肺胃之门户，为肺系所属，咽喉首当其冲，邪毒循肺系而犯于肺，肺卫蕴热，邪热上炎，咽喉为内外风热所灼，则掀赤烧灼，从而出现咽喉不适感。

中医诊断（证型）：喉痹病（风热犯肺）。

西医诊断：交感型颈椎病。

治则治法：疏风清热。

中药方药：桑菊饮加减。

防风10g	白菊花10g	桑叶10g	板蓝根20g
大青叶10g	金银花10g	连翘15g	黄芩10g
夏枯草5g	白茅根10g	蝉蜕10g	

3剂，日1剂，水煎服，早晚分服。

治脊诊断及治疗：

（1）三步定位诊断：①症状：颈项部酸痛，咽喉不适感。②触诊：C_1～C_6棘突及椎旁肌肉压痛（＋），C_5、C_6旋转式错位（C_5向左旋），右侧胸锁乳突肌及斜角肌紧张，压痛（＋），双侧斜方肌紧张。③影像学：DR示颈椎生理曲度尚可，未见骨质增生，颈椎整体凸向左侧，C_5、C_6旋转式错位（C_5向左旋）。结合三步定位诊断，可明确诊断为：交感型颈椎病。病因分型：关节功能紊乱型。

（2）治疗：①主治法（和骨法）：首先予以放松手法，放松双侧斜方肌、右侧胸锁乳突肌及斜角肌，待肌肉放松后，针对C_5、C_6旋转式错位，予以低头摇正法纠正。②辅治法（和筋法、调和气血法）：患者右侧胸锁乳突肌及斜角肌紧张，可行拉伸治疗，予以放松、激活，配合电针治疗。穴位选取：风池（双）、颈百劳（双）、颈夹脊（双）、肩中俞（双）、肩井（右）、手三里（右）、后溪（右），配合红外线治疗、微波治疗以改善血液循环，促进炎症消除。③功法训练（和正固本法）：指导患者行米字功、抗衡米字功训练。

疗程与疗效：每天治疗1次。3次治疗后，患者颈项部酸痛及咽喉不适感较前好转。后续3次手法治疗后，配合针刀治疗以松解关节突关节囊，症状明显改善。继续3次巩固治疗后症状消失，痊愈。

病案分析：患者因受风寒引发感冒，经内服药物治疗后，感冒症状缓解，后出现咽喉不适感，偶见烧灼感。经耳鼻喉科、呼吸科专科医生检查排除呼吸系统病变，因患者颈项部酸痛，经体格检查及影像学检查，考虑交感型颈椎病，予颈部推拿、针灸、正骨及针刀治疗后，颈项部酸痛及咽喉不适感消失，验证了患者所患疾病为交感型颈椎病。交感型颈椎病引起的症状中，咽喉不适感较为少见，临床上容易漏诊或误诊。专科检查加上三步定位诊断，可明确诊断，从而保证疗效。

医案十：颈源性耳鸣

◎**陈某，男性，35岁。**

就诊日期：2017年8月15日，农历：六月二十四。发病节气：立秋后。

主诉：颈部酸痛不适伴右耳耳鸣1月余。

现病史：缘患者1月前无明显诱因出现颈部酸痛不适伴右耳耳鸣，耳鸣呈"呕呕"声，至当地医院行针灸、激光等治疗后无明显改善。后至耳鼻喉科行专科检查示右耳听力下降，予口服舒张血管及营养神经相关药物后症状仍无改善，遂至我院门诊求诊。刻下症见：颈部酸痛不适，右耳时有耳鸣，无头晕头痛，无视物模糊，纳眠可，二便调。

四诊：神志清楚，精神疲倦，略焦虑，面色淡白，形体适中，言语清晰，语声正常，气息平顺，颈部酸痛，右耳时有耳鸣，纳眠可；舌淡，苔薄白，脉细弱。

体格检查：颈部肌肉紧张，局部可触及硬结及条索，颈部活动稍受限，以左右旋转受限为主，C_1、C_2椎旁压痛（＋），C_2右侧横突压痛明显。

辅助检查：颈椎侧位片示颈椎生理曲度反弓，张口位片示寰齿间隙左右不等宽，右侧稍变窄，C_2旋转式错位（C_2向左旋转），C_1向左侧摆式错位（图6-29）。

中医辨证分析：患者因房事过度，肾精耗伤，以致肾阳虚弱；肾主骨，肾气通于耳，肾和则能闻五音，精足则骨骼充健；肾精耗伤，肾阳虚弱，髓海不充，耳及骨骼失养，故见耳鸣，颈部酸痛不适。

中医诊断（证型）：耳鸣（肾阳虚弱）。

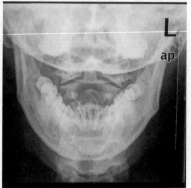

图6-29　寰齿间隙左右不等宽

西医诊断：交感神经型颈椎病。

治则治法：补肾助阳，化生肾气。

中药方药：桂附地黄汤。

肉桂10g	生地黄20g	泽泻10g	附子（先煎）10g
山药20g	茯苓10g	牡丹皮10g	山茱萸10g

7剂，日1剂，水煎服，早晚分服。

治脊诊断及治疗：

（1）三步定位诊断：①症状：颈部肌肉紧张，局部可触及硬结及条索，颈部活动稍受限，以左右旋转受限为主。②触诊：C_1、C_2椎旁压痛（＋），C_2右侧横突压痛明显。③影像学：颈椎侧位片示颈椎生理曲度反弓，张口位片示寰齿间隙左右不等宽，右侧稍变窄，C_2旋转式错位（C_2向左旋转），C_1向左侧摆式错位。结合三步定位诊断，可明确诊断为：颈源性耳鸣。病因分型：关节功能紊乱型。

（2）治疗：①主治法（和骨法）：首先予以放松手法，放松枕后三角区（枕后小肌群为主）、斜方肌、颈夹肌、肩胛提肌，待肌肉放松后，以低头摇正法纠正C_2旋转式错位，再以仰头摇正法和侧卧扳按法纠正C_1侧摆式错位，配合侧卧推正法纠正颈椎生理曲度，再施以牵引下正骨法，以进一步纠正各关节错位。②辅治法（和筋法、调和气血法）：针对枕后肌群、斜方肌等施以点按、指柔等强壮手法，配合电针治疗。穴位选取四神聪、太阳（右）、率谷（右）、耳门（右）、风池（双）、颈百劳（双）、颈夹脊（双）、肾俞（双）、肩井（右）、手三里（右）、合谷（右）。③功法训练（和正固本法）：指导患者行米字操、抗衡功等功能训练。

疗程与疗效：每天治疗1次，7次为1个疗程。治疗3次后，患者右耳耳鸣缓解。2个疗程后，右耳耳鸣消失，颈部酸痛明显减轻。

病案分析：患者颈部肌肉紧张，伴颈部活动受限，右耳耳鸣，结合相关专科检查及三步定位诊断，可明确诊断为颈源性耳鸣。治疗方面，患者存在寰枢关节旋转合并侧摆式错位，施以相应手法纠正其错位，并以强壮手法改善枕后小肌群紧张，配合侧卧推正法及牵引下正骨，进一步改善患者颈椎生理曲度。患者颈部肌肉紧张伴左右旋转受限，结合三步定位诊断，可明确与寰枢关节错位相关。临床上不少患者常因上颈部椎体错位，刺激颈上交感神经节，从而出现耳鸣、听力下降等不适，纠正其错位后，临床症状可明显好转。

医案十一：颈源性高血压

◎**郭某，男性，62岁。**

就诊日期：2017年8月15日，农历：六月二十四。发病节气：立秋后。

主诉：颈部酸痛不适伴血压升高10天。

现病史：缘患者10天前从外地旅游回来后，无明显诱因出现颈部酸痛不适，偶伴头晕及视物模糊。自行量血压，发现收缩压高达160mmHg，于是就近到当地医院心内科就诊。接诊医生考虑其为高血压病，予降压药服用，血压控制正常。患者于2天前早上起床量血压发现收缩压高达160mmHg，并发现仰头时测量血压数值正常，低头测量血压数值偏高，现来我院门诊求诊。刻下症见：颈部酸痛不适，无头晕头痛，无视物模糊，纳眠可，二便调。

四诊：神志清楚，精神略焦虑，表情自然，面色正常，形体适中，言语清晰，语声稍粗犷，气息平顺，颈部酸痛不适，纳眠可；舌红少津，脉弦细数。

体格检查：颈椎活动前屈受限，颈椎牵拉试验（＋），C_1、C_2椎旁有压痛（＋），C_5、C_6横突压痛（＋），C_1旋转式错位，C_5、C_6旋转式错位（C_5向右旋，C_6向左旋），双侧枕下肌群压痛（＋）。

辅助检查：外院DR示颈椎生理曲度变直；C_1旋转合并C_1倾式错位（图6-30），C_5、C_6旋转式错位。

中医辨证分析：患者因年老肾阴亏虚，水不涵木，肝木失荣，舟车劳

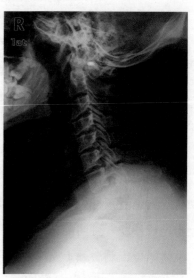

图6-30　C_1旋转合并C_1倾式错位

顿后，气血亏虚，脉络不通，故颈部出现酸痛不适，又因琐事与家人争吵，致使肝阳上亢，出现血压上升。

中医诊断（证型）：①脉胀（肝阳上亢）。②项痹病（肝阳上亢）。

西医诊断：①高血压（颈源性）。②颈型颈椎病。

治则治法：平肝潜阳，滋阴清火。

中药方药：天麻钩藤饮。

天麻10g	钩藤（后下）15g	生石决明（先煎）20g
山栀10g	黄芩10g	川牛膝20g　益母草10g
杜仲10g	桑寄生10g	夜交藤10g　茯神10g

7剂，日1剂，水煎服，早晚分服。

治脊诊断及治疗：

（1）三步定位诊断：①症状：颈椎前屈受限，颈部酸痛不适；低头时测量血压偏高，仰头时测量血压正常。②触诊：颈椎牵拉试验（＋），C_1、C_2椎旁有压痛（＋），C_5、C_6横突压痛（＋），C_1旋转式错位，C_5、C_6旋转式错位（C_5向右旋，C_6向左旋），双侧枕下肌群压痛（＋）。③影像学：DR示颈椎生理曲度变直；C_1旋转合并C_1倾式错位，C_5、C_6旋转式错位。结合三步定位诊断，可明确诊断为：颈源性高血压，颈型颈椎病。病因分型：关节功能紊乱型。

（2）治疗：①主治法（和骨法）：首先予以放松手法，放松枕后三角区（枕后小肌群为主）、斜方肌、颈夹肌、肩胛提肌，待肌肉放松后，针对C_5、C_6旋转式错位，予以低头摇正法纠正，再以仰头摇正法纠正C_1旋转合并C_1倾式错位，配合侧卧推正法予以纠正颈轴变直，也可予以牵引下推正，以进一步纠正。②辅治法（和筋法、调和气血法）：牵引治疗后，予以强壮手法，针对枕后肌群、斜方肌进行点压、指揉，配合电针治疗。穴位选取四神聪、太阳（双）、风池（双）、颈百劳（双）、颈夹脊（双）、肩中俞（双）、肩井（双）、曲池（左）、外关（左）。③功法训练（和正固本法）：指导患者行米字功、抗衡功、颈椎生理曲度训练，叮嘱持之以恒。

疗程与疗效：每天治疗1次，7次为1个疗程。治疗1个疗程后，患者颈部酸痛不适明显好转，低头测量血压，收缩压数值为150mmHg。继续治疗1个疗程后，患者诉症状消失，血压无论低头或仰头测量数值均正常。叮嘱患者坚持行功能锻炼。

病案分析：患者颈部酸痛不适，低头时测量血压偏高，仰头时测量血压正常，结合外院相关检查及三步定位诊断，可明确颈源性高血压。治疗方面，患者存在C_1旋转合并C_1倾式错位，故两者须同时纠正，以改善枕后小肌群紧张，配合侧头推正法及牵引下正骨，进一步改善患者颈椎变直。患者颈部酸痛不适，结合触诊及神经定位诊断，可明确与C_5、C_6旋转式错位相关，予以纠正后配合中药以平肝潜阳、滋阴清火，针灸以疏经通络，功能锻炼以增强脊柱关节稳定、巩固疗程，以达内外兼治，治病求本之效。

医案十二：颈源性头痛

梁某，女性，45岁。

就诊日期：2019年5月23日，农历：四月十九。发病节气：小满后。

主诉：反复头痛7年余，加重伴左上肢麻木疼痛2年。

现病史：缘患者7年前无明显诱因出现头痛，曾在外院进行小针刀、推拿、正骨等治疗，症状没有缓解，完善头颅MRI、MRA、TCD相关检查，均未见明显异常。2年前症状加重，偶有左上肢麻木疼痛，症状反复，现来我院门诊求诊。刻下症见：头痛，伴左上肢麻木疼痛、恶风、失眠，纳可，二便调。

四诊：神志清楚，精神抑郁，表情自然，面色正常，形体适中，言语清晰，语声细微，气息平顺，头痛，恶风，偶有左上肢麻木疼痛，眠差，纳可；舌红苔薄白，脉浮紧。

月经史：初潮16岁 $\dfrac{5\sim7}{29\sim31}$，末次月经2019-5-8。

体格检查：颈椎活动后伸、前屈、转动活动受限，左侧臂丛神经牵拉试验（＋），霍夫曼征试验（－），C_1、C_2椎旁有压痛（＋），C_5、C_6横突压痛（＋），C_1旋转式错位，C_5、C_6旋转式错位（C_5向左旋，C_6向右旋），左侧前中斜角肌痉挛。

辅助检查：外院头颅MRI+MRA、TCD未见明显异常。DR示颈椎生理弯曲呈反弓；C_1旋转合并C_1倾式错位，C_5、C_6旋转式错位。

中医辨证分析：患者因素体虚寒，受风寒侵袭，寒主收引，使气血凝滞，脉络不通，故出现头痛，左上肢麻木疼痛。

中医诊断（证型）：①头痛病（风寒痹阻）。②项痹病（风寒痹阻）。

西医诊断：①颈源性头痛。②神经根型颈椎病。

治则治法：祛风散寒，温经通络。

中药方药：加味葛根桂枝汤合天麻钩藤饮加减。

防风10g	羌活10g	葛根10g	桑寄生20g
桂枝12g	伸筋草15g	荆芥10g	天麻10g
薏苡仁10g	茯苓10g	法半夏10g	三七粉3g
川芎12g	钩藤10g	陈皮6g	甘草10g

7剂，日1剂，水煎服，早晚分服。

治脊诊断及治疗：

（1）三步定位诊断：①症状：颈椎各方向活动受限，头痛，左上肢麻木疼痛不适。②触诊：C_1、C_2椎旁有压痛（＋），C_5、C_6横突压痛（＋），C_1旋转式错位，$C_5\sim C_6$旋转式错位（C_5向左旋，C_6向右旋），左侧前中斜角肌痉挛。③影像学：DR示颈椎生理弯曲呈反弓；C_1旋转合并C_1倾式错位，C_5、C_6旋转式错位。结合三步定位诊断，可明确诊断为：①颈源性头痛。②神经根型颈椎病。病因分型：关节功能紊乱型。

（2）治疗：①主治法（和骨法）：首先予以放松手法，放松枕后三角区（枕后小肌群为主）、颈夹肌、斜角肌、肩胛提肌，待肌肉放松后，予以针对C_5、C_6旋转式错位，予以低头摇正法纠正，再以仰头摇正法纠正C_1旋转合并C_1倾式错位，配合侧卧推正法纠正颈轴变直反弓，但患者反弓明显，可予以牵引下推正，以进一步纠正。②辅治法（和筋法、调和气血法）：牵引治疗后，予以强壮手法，针对枕后肌群、斜角肌点压、指柔，配合电针治疗。穴位选取四神聪、太阳（双）、风池（双）、颈百劳（双）、颈夹脊（双）、肩中俞（双）、肩井（双）、手三里（左）、外劳宫（左）。③功法训练（和正固本法）：指导患者行米字功、抗衡功、颈椎生理曲度训练，叮嘱持之以恒。

疗程与疗效：每天治疗1次，7次为1个疗程。治疗1个疗程后，患者症状明显好转。继续治疗1个疗程后，患者复诊诉症状消失，叮嘱患者坚持行功能锻炼。

病案分析：患者头痛反复，结合外院相关检查及三步定位诊断，可明确诊断颈源性头痛。治疗方面，患者存在C_1旋转合并C_1倾式错位，故两者须同时纠正，以改善枕后小肌群紧张，配合侧头推正法及牵引下正骨，进一步改善患者颈椎变直反弓。患者偶有左上肢麻木疼痛，结合触诊及神经定位诊断，可明确与C_5、C_6旋转式错位相关，予以纠正后配合中药以祛风散寒、温经通络，针灸以疏经通络，功能锻炼以稳定脊柱关节、巩固疗程，达内外兼治，治病求本之效。

（二）胸背部疾病

医案一：心律失常

◎王某，女性，48岁。

就诊日期：2019年6月4日，农历：五月初二。发病节气：小满后。

主诉：反复心悸、胸闷6年，加重2天。

现病史：患者6年前无明显诱因出现心悸、胸闷，自疑心脏问题，曾自行服用复方丹参滴丸后症状稍有缓解，并于外院心内科就诊，行心电图示：室性早搏（窦性心律），冠脉造影未见明显异常。外院心内科考虑心律失常、神经官能症，未予特殊治疗，患者症状无明显改善，时有反复发作。发病以来于全国各地辗转求医，多次于各院门诊就诊及住院治疗，均未见明显好转，对患者的日常生活和工作造成了极大困扰。患者2天前心悸、胸闷症状加重，遂来我科门诊治疗。刻下症见：心悸、胸闷，无胸痛，伴口苦，时有恶心反酸，严重时影响工作生活，纳可，眠一般，二便调。

月经史：初潮12岁 $\dfrac{4\sim5}{28\sim30}$，末次月经2019-5-21。

四诊：神志清楚，精神可，表情自然，面色正常，形体适中，言语清晰，语声正常，气息平顺，反复心悸、胸闷，时有恶心反酸，严重时影响工作生活；舌红苔白腻，舌边有齿痕，脉弦滑。

体格检查：T_4、T_5椎旁压痛（＋），T_4、T_5旋转式错位（T_4向左旋，T_5向右旋），T_6椎旁右侧压痛，T_6棘突右偏。

辅助检查：DR示T_4、T_5旋转式错位，T_6棘突右偏，胸椎退行性改变。心电图：室性早搏（窦性心律）。冠脉造影未见明显异常。

中医辨证分析：患者平素思虑多、压力大，嗜食辛辣食物，加之长期无暇锻炼，导致肝气郁结，郁而化火，肝旺乘脾，脾失健运，湿热内蕴，湿热滞留于机体，阻遏气机，故发本病。

中医诊断（证型）：心悸病（肝旺脾虚）。

西医诊断：①心律失常。②胸椎小关节紊乱。

治则治法：疏肝理气，健脾祛湿通络。

中药方药：逍遥散加减。

| 当归10g | 白芍10g | 柴胡20g | 郁金9g |
| 白术10g | 党参20g | 薏苡仁20g | 厚朴10g |

枳壳10g	桂枝10g	丹参15g	牛膝20g
茯苓10g	甘草3g	法半夏10g	杏仁10g
黄连6g			

7剂，日1剂，水煎服，早晚分服。

治脊诊断及治疗：

（1）三步定位诊断：①症状：心悸、胸闷，反复发作。②触诊：T_4、T_5椎旁压痛（＋），T_4、T_5旋转式错位（T_4向左旋，T_5向右旋），T_6椎旁右侧压痛，T_6棘突右偏。③影像学：DR示T_4、T_5旋转式错位，T_6棘突右偏，胸椎退行性改变。结合三步定位诊断，明确诊断为：心律失常。病因分型：关节功能紊乱型。

（2）治疗：①主治法（和骨法）：手法放松治疗后予俯卧旋转分压法（图6-31）纠正T_4、T_5关节错位，T_6棘突右偏，予俯卧定向捶正法以纠正，操作时捶胸椎关节突。②辅治法（调和气血法）：手法治疗后，配合电针治疗，穴位选取T_3～T_7华佗夹脊穴（双）、肺俞（双）、厥阴俞（双）、心俞（双）、肾俞（双），后予以微波、激光治疗以进一步改善局部血液循环，促进关节紊乱后局部慢性炎症消除。③功法训练（和正固本法）：指导患者行单杠悬吊，可配合牵引带（阻力带）行引体向上，加强胸背部肌肉力量，促使胸椎小关节稳定。

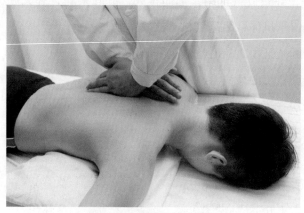

图6-31　俯卧旋转分压法

疗程与疗效：每天治疗1次，7次为1个疗程。1个疗程后，患者心悸、胸闷明显好转。后续治疗3次，患者症状进一步好转，并逐渐消退，最终痊愈。复查心电图正常，未见室性早搏。

病案分析：临床心悸、胸闷患者很多，诊断时应当明确排除心脏本身器质性病变患者，结合三步定位明确诊断。治疗方面，重点考虑胸椎关节紊乱，导致胸交感神经节前纤维受损，从而引起房性或室性期前收缩，治疗以推拿正骨为主治法，辅以电针治疗以疏经通络，微波、激光等理疗促进炎症、水肿消除。重点在于后期调整不良日常体态，加强胸背部功能锻炼，增强脊柱稳定性，从而达到标本兼治。

医案二：慢性胃炎

◎**丁某，女性，45岁。**

就诊日期：2018年7月29日，农历：六月十七。发病节气：大暑后。

主诉：反复胃脘部隐痛3年余。

现病史：患者3年前无明显诱因出现上腹部隐痛，饭后加重，自服胃药（具体不详）后症状可暂时缓解，遂至当地医院消化科就诊，行胃镜检查提示：慢性浅表性胃炎，碳14呼气试验阴性，予护胃等对症治疗处理，但症状仍时有反复，后每年复查胃镜均无进展，患者亦曾就诊当地中医院脾胃科使用中药调理，效果不显著，并出现加重趋势，为进一步明确病因及诊断，遂来我科门诊就诊，平素饮食不规律。刻下症见：胃脘部隐痛，伴嗳气、反酸，神疲乏力，动则加重，纳差，眠欠佳，小便尚调，大便溏。

月经史：初潮14岁$\dfrac{4\sim6}{28\sim30}$，末次月经2018-7-20。

四诊：神清，精神可，表情自然，面色萎黄，形体消瘦，言语清晰，语声稍低微，气息平顺，上腹部常隐痛不适，纳差，伴嗳气、反酸；舌淡红，苔白腻，脉沉细。

体格检查：T_5、T_6椎旁压痛（＋），T_5、T_6旋转式错位（T_5向左旋，T_6向右旋）。

辅助检查：DR示T_5、T_6旋转式错位，胸椎退行性改变。外院胃镜检查提示：慢性浅表性胃炎。

中医辨证分析：患者平素饮食不节，进食时间不规律，致脾胃虚弱，运化水谷失司，水谷精微无以化为气血，气血亏虚，不荣则痛，故发本病。

中医诊断（证型）：胃脘痛（脾胃亏虚）。

西医诊断：慢性浅表性胃炎。

治则治法：健益脾胃，补中益气。

中药方药：补中益气汤加减。

黄芪20g	白术15g	陈皮10g	党参20g
柴胡10g	升麻10g	甘草6g	当归身10g
木香10g	砂仁10g	茯苓10g	法半夏10g
海螵蛸10g			

7剂，日1剂，水煎服，早晚分服。

治脊诊断及治疗：

（1）三步定位诊断：①症状：胃脘部反复隐痛，神疲乏力，动则加重。②触诊：T_5、T_6椎旁压痛（＋），T_5、T_6旋转式错位（T_5向左旋，T_6向右旋）。③影像学：DR示T_5、T_6旋转式错位，胸椎退行性改变；外院胃镜检查提示：慢性浅表性胃炎。结合三步定位诊断，可明确诊断为：慢性浅表性胃炎。病因分型：关节功能紊乱型。

（2）治疗：①主治法（和骨法）：首先予放松手法，放松后予俯卧旋转分压法纠正T_5、T_6旋转式错位，手法操作后仍有少许错位，配合俯卧牵抖冲压法以进一步纠正。②辅治法（调和气血法）：手法治疗后，配合电针治疗，穴位选取厥阴俞（双）、心俞（双）、督俞（双）、膈俞

（双）、关元俞（双），予温针治疗交替进行，针灸结束后配合拔罐治疗。③功法训练（和正固本法）：指导患者行单杠悬吊，待力量进一步提升后，予以左右交替蹬腿。

疗程与疗效：每天治疗1次，7次为1个疗程，电针与温针灸交替治疗。期间3天行1次背部拔罐治疗，时间约15分钟，间断走罐治疗，以出痧为度。治疗1个疗程后，患者症状明显好转。继续治疗3次后痊愈，叮嘱患者平时加强功能训练，勿劳累。

病案分析：患者胃脘部隐痛病史多年，外院胃镜检查提示慢性浅表性胃炎，长期予抑酸、护胃等治疗，症状仍有反复。复查胃镜未见明显好转，经查体发现其T_5、T_6存在旋转式错位，考虑到影响胃功能的交感神经由此处发出，故在排除禁忌证后，从纠正胸椎错位入手，同时配合功能锻炼、中药调理巩固等系统治疗，结合专科药物干预，达到事半功倍的效果。

医案三：胸椎小关节紊乱

◎ 王某，女性，59岁。

就诊日期：2018年3月29日，农历：二月十三。发病节气：春分后。

主诉：反复背部疼痛1年余。

现病史：患者1年前搬动重物后开始出现背部疼痛，当时未予重视，休息数天后未见明显缓解，坐车及搬重物后症状加重，遂至当地医院就诊，诊断为胸背部软组织损伤，予药物口服、局部贴敷治疗后症状有所改善，但症状仍有反复。现为进一步明确病因及诊断，遂来我科门诊就诊，患者平素怕冷，得热则舒。刻下症见：背部疼痛，活动后加重，休息不可缓解，无胸闷胸痛，无恶心呕吐，无潮热盗汗，纳眠可，二便调。

月经史：初潮15岁$\dfrac{5 \sim 6}{29 \sim 30}$，末次月经2018-3-19。

四诊：神清，精神可，表情自然，面色正常，形体适中，言语清晰，语声正常，气息平顺；背部反复疼痛，活动后加重；舌淡红，苔厚白腻，脉沉紧。

体格检查：T_6、T_7椎旁右侧压痛（＋），T_6、T_7旋转式错位（T_6向左旋，T_7向右旋），右侧背阔肌紧张。

辅助检查：DR示T_6、T_7旋转式错位，胸椎退行性改变。

中医辨证分析：患者平素饮食不节，喜食生冷食物，致寒湿之邪留滞经络，肢体无以温通，脉络运行不畅，加之搬重物损伤胸背经络，气血不通愈发加重，不通则痛，故发本病。

中医诊断（证型）：骨痹病（寒湿痹阻）。

西医诊断：胸椎小关节紊乱。

治则治法：散寒除痹，温经通络。

中药方药：葛根桂枝汤加减。

葛根20g	桂枝10g	独活10g	桑寄生15g
三七粉1g	法半夏9g	厚朴6g	牛膝10g
荆芥10g	防风10g	党参10g	白术10g
甘草3g	当归10g	赤芍10g	

7剂，日1剂，水煎服，早晚分服。

治脊诊断及治疗：

（1）三步定位诊断：①症状：背部反复疼痛，活动后症状加重，得温痛减。②触诊：T_6、T_7椎旁右侧压痛（＋），T_6、T_7旋转式错位（T_6向左旋，T_7向右旋），右侧背阔肌紧张。③影像学：DR示T_6、T_7旋转式错位，胸椎退行性改变。结合三步定位诊断，可明确诊断为：胸椎小关节紊乱。病因分型：关节功能紊乱型。

（2）治疗：①主治法（和骨法）：首先予放松手法，放松后俯卧旋转分压法纠正T_6、T_7旋转式错位，手法操作后仍有少许错位，配合俯卧牵抖冲压法（图6-32）以进一步纠正。②辅治法（调和气血法）：手法治

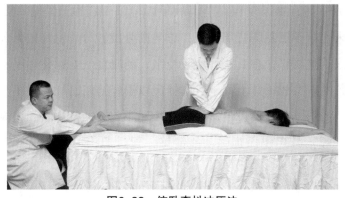

图6-32 俯卧牵抖冲压法

疗后，配合电针治疗。穴位选取厥阴俞（双）、心俞（双）、督俞（双）、膈俞（双）、关元俞（双），可予以电针与温针治疗交替进行，针灸结束后，予以拔罐治疗。③功法训练（和正固本法）：指导患者行单杠悬吊（图6-33），待力量进一步提升后，可予以左右交替蹬腿。

技术要点：双手紧握单杠，左右交替进行蹬腿，可先左下肢抬高、屈膝、下蹬2~3次。然后右下肢抬高、屈膝、下蹬2~3次。最后可双下肢抬高、屈膝、下蹬2~3次。过程中收紧腹部，避免身体晃动。

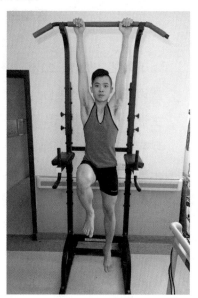

图6-33 单杠悬吊

疗程与疗效：每天治疗1次，7次为1个疗程，电针与温针交替治疗。期间3天行1次背部拔罐治疗，时间约15分钟，间断配合走罐治疗，以出痧为度。治疗1个疗程后，患者症状明显好转。继续治疗3次后痊愈，叮嘱患者平时加强功能训练，勿劳累。

病案分析：患者胸椎小关节紊乱，致使背部疼痛反复，手法上可予以俯卧旋转分压法操作治疗，但考虑患者错位时间较长，错位关节周围肌肉张力过高，难以复位完全，故予以俯卧牵抖冲压法进一步纠正错位。临床上对于反复胸背部疼痛，单纯俯卧旋转分压治疗效果欠佳时，可予以该手法纠正。患者寒湿痹阻经络，膀胱经气血运化不畅，不通则痛、不荣则痛，故治疗上可予以温针灸以温经通络，配合拔罐治疗以祛风散寒，透邪外出，促进疾病恢复。长期小关节紊乱患者，两侧肌肉平衡失调，故治疗后仍应加强功能锻炼，促进肌肉力量提升，恢复肌力平衡。

医案四：胸椎小关节紊乱

◎**王某某，男性，22岁。**

就诊日期：2018年5月15日，农历：四月初一。发病节气：立夏后。

主诉：反复左髋部疼痛10年余，呼吸困难3年余。

现病史：患者10年前摔倒后出现左髋部疼痛，经休息后疼痛缓解，当时未予重视，未及时求诊。3年前开始病情逐渐加重，出现呼吸困难、精神萎靡、肢体乏力等症状，严重影响学习、生活，遂辍学求医。曾就诊于多个城市三甲医院，行头颅MRI、心电图、肺功能测试等检查均未提示明显异常，期间症状时有加重，痛苦万分，现为明确病因，进一步治疗，遂来我科门诊就诊。刻下症见：左髋部疼痛，呼吸困难，时有憋气，偶伴胸闷，肢体乏力，平素生活作息欠规律，性格内向，甚少与他人交流，对周围事物缺乏兴趣，纳眠较差，二便尚调。

四诊：神清，精神萎靡，情绪低落，面色萎黄，形体消瘦，言语清晰，语声低微，气息平顺，呼吸困难，时有憋气，偶伴胸闷、入睡困难、肢体乏力，对周围事物缺乏兴趣；舌淡红苔薄白，脉沉弦。

体格检查：T_5、T_6椎旁压痛（＋），T_5、T_6旋转式错位（T_5向左旋，T_6向右旋）。

辅助检查：DR示T_5、T_6旋转式错位，胸椎退行性改变。

中医辨证分析：患者多年前因外伤后未及时治疗致瘀血阻络，瘀血滞留于经络，致经络不通，气机运行不畅，故呼吸困难，发为本病。

中医诊断（证型）：骨痹病（瘀血阻络）。

西医诊断：胸椎小关节紊乱。

治则治法：活血化瘀，调畅气机。

中药方药：血府逐瘀汤加减。

生地黄10g	桃仁10g	红花10g	枳壳10g
牛膝20g	川芎15g	赤芍10g	柴胡10g
桔梗10g	甘草9g		

7剂，日1剂，水煎服，早晚分服。

治脊诊断及治疗：

（1）三步定位诊断：①症状：呼吸困难、精神萎靡、肢体乏力。②触诊：T_5、T_6椎旁压痛（＋），T_5、T_6旋转式错位（T_5向左旋，T_6向右旋）。③影像学：DR示T_5、T_6旋转式错位，胸椎退行性改变。结合三步定位诊断，可明确诊断为：胸椎小关节紊乱。病因分型：关节功能紊乱型。

（2）治疗：①主治法（和骨法）：手法放松后予俯卧旋转分压法纠正T_5、T_6旋转式错位，手法操作后仍有少许错位，配合俯卧牵抖冲压法以进一步纠正。②辅治法（调和气血法）：手法治疗后，配合电针治疗。穴位选取厥阴俞（双）、心俞（双）、督俞（双）、膈俞（双）、关元俞（双），予以温针治疗交替进行，针灸结束后，予以拔罐治疗。③功法训练（和正固本法）：指导患者行单杠悬吊，待力量进一步提升后，予以左右交替蹬腿。

疗程与疗效：每天治疗1次，7次为1个疗程，电针与温针灸交替治疗。期间3天行1次背部拔罐治疗，时间约15分钟，间断配合走罐治疗，以出痧为度。治疗1个疗程后，患者症状明显好转。继续治疗3次后呼吸困难消失。后针对骨盆进行系统治疗，痊愈后叮嘱患者加强功能锻炼，勿劳累。

病案分析：患者缘于摔倒致左髋部疼痛，后逐渐出现呼吸困难等症状。经诊断，考虑人体的脊柱是一个整体，骨盆的错位会导致腰骶运动模式的改变，诱发脊柱周围肌肉、韧带的代偿而影响胸椎的稳定性。因此，在临证时不能只着眼于局部，而要考虑整体，同时严格遵守三步定位法，以避免漏诊、误诊而延误患者病情，影响患者生活质量。

医案五：胸小肌损伤卡压臂丛神经

◎丁某，女性，45岁。

就诊日期：2018年9月17日，农历：八月初八。发病节气：白露后。

主诉：左上肢麻木、放射痛1天。

现病史：缘患者1天前吊单杠后开始出现左上肢麻木、放射痛，无头痛头晕，无胸闷心慌，无恶心呕吐等不适，为明确病因，遂来我科门诊治疗，平素作息尚规律，坚持每天适当锻炼。刻下症见：左上肢麻木、放射痛，无头痛头晕，无胸闷心慌，无恶心呕吐等不适，纳眠可，二便尚调。

月经史：初潮12岁$\dfrac{7 \sim 8}{27 \sim 28}$，末次月经2018-8-28。

四诊：神清，精神可，表情自然，面色正常，形体适中，言语清晰，语声洪亮，气息平顺，左上肢麻木伴放射痛，无头痛、头晕，无胸闷心慌，无恶心呕吐等不适；舌淡红苔白腻，脉弦。

体格检查：颈椎各方向活动无受限，双侧臂丛牵拉试验（-），叩顶试验（-），胸小肌压痛明显，左上肢抬举不能。

辅助检查：DR示颈胸椎各椎体未见明显错位。

中医辨证分析：患者运动不当，损伤筋肉，瘀血阻络，血行不畅，不通则痛，故发本病。

中医诊断（证型）：肌痹病（瘀血阻络）。

西医诊断：胸小肌损伤。

治则治法：活血化瘀，舒筋活络。

中药方药：血府逐瘀汤加减。

生地黄20g	桃仁10g	红花10g	枳壳10g
牛膝20g	川芎15g	赤芍10g	柴胡12g
甘草10g	桔梗10g		

7剂，日1剂，水煎服，早晚分服。

治脊诊断及治疗：

（1）三步定位诊断：①症状：左上肢麻木，伴放射痛，无头痛、头晕，无胸闷心慌，无恶心呕吐等不适。②触诊：颈椎各方向活动无受限，双侧臂丛牵拉试验（−），叩顶试验（−），胸小肌压痛明显，左上肢抬举不能。③影像学：DR示颈胸椎各椎体未见明显错位。结合三步定位诊断，可明确诊断为：胸小肌损伤。病因分型：软组织损变型。

（2）治疗：①主治法（和骨法）：无。②辅治法（和筋法、调和气血法）：首先予以放松手法，放松后予拉伸胸小肌。手法治疗后，配合针刀治疗，选取压痛点，针刀剥离粘连组织，针刀后予以拔罐治疗。③功法训练（和正固本法）：指导患者拉伸胸大肌（图6-34）、胸小肌（图6-35），正确规范行其他功能锻炼。

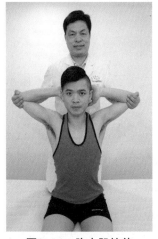

图6-34　胸大肌拉伸

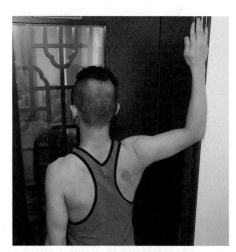

图6-35　胸小肌拉伸

技术要点：我们选择一侧开始拉伸，先将拉伸这一侧的肩胛骨耸起，然后屈肘90°抵在墙面上，要注意着力点是大臂，而不是小臂。然后身体向前下方倒，需要比较用力才能够感受到胸小肌的拉伸，让肩胛骨最大限度地向后翻，时间20秒。拉伸胸大肌时，患者双手抱头，术者扶于患者双肘，缓慢往后，患者可明显感觉胸大肌被拉长，时间20秒。

疗程与疗效：每天治疗1次，7次为1个疗程。治疗1个疗程后，患者症状明显好转。继续治疗3次后痊愈，叮嘱患者加强功能锻炼，勿劳累。

病案分析：患者左上肢痹痛症状易与神经根型颈椎病相混淆，诊断时应严格遵守三步定位法，从而避免漏诊、误诊。本例患者有运动不当的病史，颈椎方面的查体及影像均无异常，反而胸小肌处压痛明显，因此考虑胸小肌损伤后肌肉保护性痉挛，以及肌肉水肿、炎症渗出，卡压及刺激下方行走的臂丛神经，导致左上肢麻木伴放射痛，对于此类卡压引起的症状，采用针刀松解局部粘连组织，疗效确切。

（三）腰骶部疾病

医案一：腰椎间盘突出症

◎林某，男性，23岁。

就诊日期：2018年2月28日，农历：正月十三。发病节气：雨水后。

主诉：腰痛伴右下肢放射痛2年余。

现病史：缘患者于2年前打篮球扭伤后出现腰痛，当时自行考虑为肌肉拉伤，当晚前往养生馆进行推拿，治疗后有所缓解。但次日晨起后腰痛较前加重，遂前往当地医院针灸科就诊，诊断为"腰肌损伤"，予针灸、拔罐、局部贴敷等治疗后疼痛减轻，但时有反复，后症状逐渐加重，伴右下肢放射痛，活动时腰痛加重，遂至三甲医院就诊，腰椎MRI

示"骨质未见明显异常，L_5/S_1椎间盘突出"，诊断为"腰椎间盘突出症"，建议手术治疗。患者及家属要求保守治疗，遂予针灸、推拿、药物止痛等对症处理，现症状仍时有反复，遂来我院门诊求诊。刻下症见：腰痛，伴右下肢放射痛，呈刺痛、牵拉痛，伴麻木感，不耐久坐久行，无间歇性跛行，纳眠可，二便调。

四诊：神清，精神一般，双目有神，表情自然，形体适中，言语清晰，语声正常，气息平顺；腰痛，伴右下肢放射痛，呈刺痛、牵拉痛，活动后症状明显加重；舌暗红、苔薄白、脉涩。

体格检查：弯腰活动受限、疼痛（＋），腰部肌肉紧张；右侧直腿抬高试验60°，加强试验（＋），"4"字试验（－），背伸试验（＋），L_4～S_1棘突压痛及椎旁肌肉压痛（＋），L_4左旋，L_5右旋，腰骶部压痛（＋），右下肢肌肉稍萎缩，右侧腓肠肌压痛（＋），臀大肌、臀中肌压痛（＋）。

辅助检查：外院MRI示骨质未见明显异常，L_5/S_1椎间盘突出。

中医辨证分析：患者因运动后，拉伤腰部，导致瘀血滞留于腰部，阻滞经络气机，经络气血运行不畅，不能直达下肢，不通则痛，致腰部疼痛伴右下肢放射痛，故发本病。

中医诊断（证型）：腰痹病（气滞血瘀证）。

西医诊断：腰椎间盘突出症。

治则治法：活血化瘀，行气止痛。

中药方药：身痛逐瘀汤加减。

秦艽15g	川芎9g	桃仁10g	红花10g
羌活15g	没药6g	当归10g	桑寄生20g
伸筋草10g	香附10g	五灵脂10g	牛膝12g
地龙10g	三七粉3g	甘草6g	

7剂，日1剂，水煎服，早晚分服。

治脊诊断及治疗：

（1）三步定位诊断：①症状：腰痛，右下肢放射痛，呈刺痛、牵拉痛，活动后症状明显。②触诊：腰部肌肉紧张，L_5、S_1棘突压痛及椎旁肌肉压痛（＋），L_4左旋，L_5右旋，腰骶部压痛（＋），右下肢肌肉稍萎缩，右侧腓肠肌压痛（＋），臀大肌、臀中肌压痛（＋）。③影像学：外院MRI示骨质未见明显异常，L_5/S_1椎间盘突出。结合三步定位诊断，可明确诊断为：腰椎间盘突出症。病因分型：关节功能紊乱型。

（2）治疗：①主治法（和骨法）：首先予以摇腿揉腰法以放松腰部肌肉，放松后予以侧卧扳按法及俯卧牵抖冲压法纠正L_4、L_5小关节旋转式错位。②辅治法（和筋法、调和气血法）：手法治疗后，配合电针治疗。穴位选取肾俞（双）、气海俞（双）、大肠俞（双）、关元俞（双）、秩边（右）、委中（右）、阳陵泉（右）、环跳（右）、承山（右）、昆仑（双），配合红外线、微波治疗以改善局部血液循环，配合大肠俞、肾俞穴位注射等以活血通络。③功法训练（和正固本法）：指导患者行臀大肌、臀中肌拉伸训练。指导患者行"飞燕"（图6-36）、"拱桥"（图6-37）等锻炼腰背肌肉功能，待疼痛好转后，进阶为平板支撑以加强核心肌群力量。

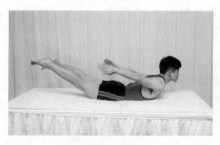

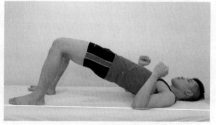

图6-36　"飞燕"　　　　　　　　图6-37　"拱桥"

技术要点：行"飞燕"时，头尽量向后仰起，四肢伸直尽量向后抬起。"拱桥"刚开始训练时采用五点式，以双脚掌、双手肘尖及头作为支点。进阶呈三点式，以双脚掌及头作为支点将身体向上拱起，感受腰臀部发力。

疗程与疗效：每天治疗1次，7次为1个疗程。1个疗程后患者症状较前好转，腰部疼痛较前减轻。后续1个疗程后，患者腰痛及右下肢放射痛消失，叮嘱患者坚持行"飞燕""拱桥"等方法锻炼腰部肌肉，定期随访，未见复发。

病案分析：患者腰椎间盘突出症诊断明确，中医辨证分型气滞血瘀，方药予以身痛逐瘀汤加减。《医林改错注释》：方中秦艽、羌活祛风除湿；桃仁、红花、当归、川芎活血祛瘀；没药、五灵脂、香附行气血，止疼痛；牛膝、地龙疏通经络以利关节；甘草调和诸药。患者久病，血瘀加重，加三七以活血，配合伸筋草以舒筋、柔筋，桑寄生兼以调补肝肾。手法方面，应熟练运用龙氏治脊疗法，手法治疗后除针灸及理疗，还予拉伸臀大肌、臀中肌，以改善肌肉痉挛。部分腰痛患者应考虑腰方肌、腰大肌、髂肌等问题，予以进一步处理。同时叮嘱患者坚持不懈地进行锻炼，增加脊柱的稳定性，预防复发。

医案二：腰椎间盘突出症

◎陈某，男性，48岁。

就诊日期：2019年3月19日，农历：二月十三。发病节气：惊蛰后。

主诉：反复腰痛1年余，加重伴步态不稳1个月。

现病史：缘患者于1年前搬重物后出现反复腰痛，间断在社区门诊进行推拿理疗、局部贴敷等治疗，近1个月来疼痛逐渐加重，影响下肢活动，只能以轮椅代步。在广州多家大医院求医，腰椎MRI示"骨质未见明显异常，L_5/S_1椎间盘脱出"（图6-38A、图6-38B），确诊为"腰椎间盘突出症"，均建议手术治疗。但患者及家属要求保守治疗，遂来我院门诊求诊。刻下症见：腰痛，活动受限，行走不稳，无双下肢放射痛，无会阴部麻木，纳眠可，二便调。

四诊：神清，精神一般，双目有神，表情自然，形体适中，言语清晰，语声正常，气息平顺；腰痛，伴双下肢乏力，步态不稳；无二便失

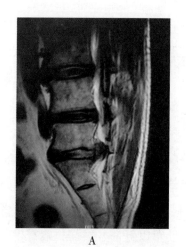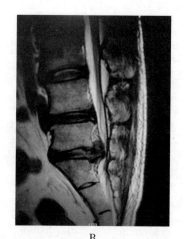

A   B

图6-38　L_5/S_1椎间盘脱出

禁；舌暗红、苔薄白，脉沉细。

体格检查：双下肢乏力，站立、步态不稳，腰部肌肉紧张；右侧直腿抬高试验45°，加强试验（+），"4"字试验（-），踇背伸试验（+），$L_4 \sim S_1$棘突压痛及椎旁肌肉压痛（+），腰骶部压痛（+），双下肢肌肉轻度萎缩，右侧腓肠肌压痛（+），臀大肌、臀中肌压痛（+）。

辅助检查：外院MRI示"骨质未见明显异常，L_5/S_1椎间盘脱出"。

中医辨证分析：患者因搬动重物后，拉伤腰部，导致瘀血滞留于腰部，阻滞经络气机，经络不通则痛，病程日久，肝肾亏虚，致腰部疼痛、双下肢痿软无力，故发本病。

中医诊断（证型）：腰痹病（肝肾亏虚，气滞血瘀）。

西医诊断：腰椎间盘突出症。

治则治法：补益肝肾，活血化瘀，止痛。

中药方药：左归丸合桃红四物汤加减。

熟地黄3g	川芎6g	桃仁10g	红花10g
甘草6g	山药10g	吴茱萸10g	当归10g
杜仲6g	香附3g	牛膝10g	地龙10g
伸筋草10g	桑寄生10g	三七粉3g	

7剂，日1剂，水煎服，早晚分服。

治脊诊断及治疗：

（1）三步定位诊断：①症状：腰痛，伴双下肢乏力，步态不稳，无二便失禁。②触诊：腰部肌肉紧张，右侧直腿抬高试验（＋），加强试验（＋），"4"字试验（－），踇背伸试验（＋），L_4～S_1棘突压痛及椎旁肌肉压痛（＋），腰骶部压痛（＋），双下肢肌肉轻度萎缩，右侧腓肠肌压痛（＋），臀大肌、臀中肌压痛（＋）。③影像学：外院MRI示"骨质未见明显异常，L_5/S_1椎间盘脱出"。结合三步定位诊断，可明确诊断为：腰椎间盘突出症。病因分型：关节功能紊乱型。

（2）治疗：①主治法（和骨法）：首先予以摇腿揉腰法以放松腰部肌肉，放松后予以侧卧扳按法（图6-39）、俯卧牵抖冲压法（图6-32）及倒悬牵引下正骨法（图6-40），纠正L_4、L_5小关节旋转式错位。②辅治法（和筋法、调和气血法）：手法治疗后，配合电针治疗。穴位选取肾俞（双）、气海俞（双）、大肠俞（双）、关元俞（双）、秩边（右）、委中（右）、阳陵泉（右）、环跳（右）、承山（右）、昆仑（双），配合红外线、微波治疗以改善局部血液循环，配合大肠俞、肾俞等穴位注射，以活血通络。③功法训练（和正固本法）：指导患者行臀大肌、臀中肌拉伸训练。指导患者行"飞燕""拱桥"等锻炼腰背肌肉，待疼痛好转后，进阶为平板支撑以加强核心肌群锻炼。

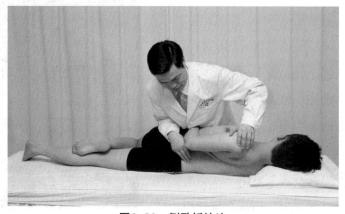

图6-39　侧卧扳按法

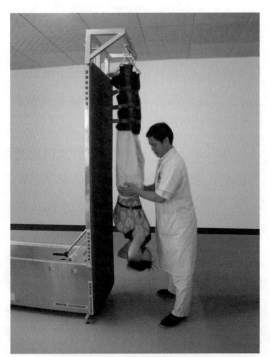

图6-40　倒悬牵引下正骨法

　　病案分析：本例为典型腰椎间盘突出症，病情较重，髓核脱出。

　　疗程与疗效：每天治疗1次，7次为1个疗程。1个疗程后患者症状较前好转。5个疗程后，患者腰痛及双下肢乏力消失，叮嘱患者坚持行"飞燕""拱桥"等方法锻炼腰部肌肉，定期随访，未见复发。

　　髓核脱出压迫椎管（图6-41），致使腰痛加重，且出现双下肢乏力症状，骨科医生会建议患者尽早行手术治疗，但术后可能会出现并发症，严重者会导致瘫痪。而龙氏治脊疗法针对重症的腰椎间盘突出症常常配合倒悬牵引下正骨法，利用自身重力作用增宽椎间隙，降

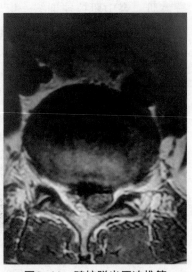

图6-41　髓核脱出压迫椎管

低椎间盘压力，促使脱出的髓核回纳，减轻对硬脊膜、神经根的压迫，从而改善症状。

医案三：腰椎小关节紊乱

◎**曹某，男性，15岁。**

就诊日期： 2019年3月19日，农历：二月十三。发病节气：惊蛰后。

主诉： 反复右侧腹痛2个月余。

现病史： 缘患者2个月前无明显诱因下出现右侧腹痛，疼痛呈阵发性，尤以夜间及晨起时加重，影响患者睡眠质量，只好休学四处求医。发病后一直在湖南及广东等地10余家医院求治，经中、西医药物及针灸、推拿、拔罐等治疗后，症状无明显缓解。其父母考虑腹痛应为脾胃功能问题，3天前就诊于我院脾胃科，经脾胃科主任诊查后，发现该患者L_1、L_2椎体两侧压痛，L_2棘突向右偏歪，遂转诊我科门诊。刻下症见：右侧阵发性腹痛，无恶心、呕吐，无腹胀、腹泻，纳眠差，小便调，大便溏。

四诊： 神清，精神一般，双目有神，表情自然，形体肥胖，言语清晰，语声正常，气息平顺；腹痛，以右侧为甚，呈阵发性，夜间及晨起时加重；无恶心、呕吐，无腹胀、腹泻，无发热、恶寒等；舌淡红，苔白腻，脉弦滑。

体格检查： 弯腰活动受限、疼痛（＋），腰部肌肉紧张，"4"字试验（－），L_1、L_2棘突压痛及椎旁肌肉压痛（＋），L_2棘突右偏。

辅助检查： 我院腰椎DR示L_2旋转式错位并倾式错位，骨质未见明显破坏。

中医辨证分析： 患者平素嗜食肥甘厚腻，痰湿内生，脾失健运，肌肉失养，气血运行不畅，痰湿阻络，不通则痛，故发本病。

中医诊断（证型）： 腹痛病（痰湿阻络）。

西医诊断： 腰椎小关节紊乱。

治则治法：健脾祛湿，化痰通络。

中药方药：陈夏六君子汤加减。

陈皮10g	法半夏10g	茯苓10g	白术10g
甘草6g	党参15g	桃仁10g	红花10g
枳壳10g	川芎10g	当归10g	

7剂，日1剂，水煎服，早晚分服。

治脊诊断及治疗：

（1）三步定位诊断：①症状：腹痛，呈阵发性，夜间及晨起时加重。②触诊：腰部肌肉紧张，L_1、L_2棘突压痛及椎旁肌肉压痛（+），L_1左旋，L_2右旋，腰部压痛（+）。③影像学：我院腰椎DR示L_2旋转式错位并倾式错位，骨质未见异常。结合三步定位诊断，可明确诊断为：胃肠功能紊乱，腰椎小关节紊乱。病因分型：关节功能紊乱型。

（2）治疗：①主治法（和骨法）：先予以摇腿揉腰法以放松腰部肌肉，放松后予以侧卧扳按法及俯卧牵抖冲压法纠正L_1、L_2小关节旋转式错位。②辅治法（和筋法、调和气血法）：手法治疗后，配合电针治疗。穴位选取肾俞（双）、气海俞（双）、大肠俞（双）、关元俞（双）、秩边（右）、委中（右）、阳陵泉（右）、环跳（右）、承山（右）、昆仑（双），配合红外线、微波治疗以改善局部血液循环，配合大肠俞、肾俞等穴位注射，以活血通络。③功法训练（和正固本法）：指导患者行臀大肌、臀中肌拉伸训练。指导患者行"飞燕""拱桥"等锻炼腰背肌肉，待疼痛好转后，进阶为平板支撑以加强核心肌群锻炼。

疗程与疗效：每天治疗1次，7次为1个疗程。1个疗程后患者症状较前好转。后续1个疗程后，患者腹痛症状消失，叮嘱患者坚持行"飞燕""拱桥"等方法锻炼腰部肌肉，定期随访，未见复发。

病案分析：患者发病症状为腹痛，但经专科治疗效果不明显，此时便可改变常规的诊疗思路，从脊柱相关疾病入手，对患者进行详细的查体，并利用影像学检查验证自己的诊断思路，往往会有不一样的发现和心得体会。本例患者属于L₂旋转式错位并倾式错位，压迫胃肠交感神经引起腹痛，当即运用龙氏牵抖冲压法予以纠正L₁、L₂椎体错位。手法复位后，患者立即感到腹痛基本消除，效果立竿见影。但是既病防变也很重要，同时叮嘱患者坚持不懈地进行锻炼，增加脊柱的稳定性，预防复发。

医案四：腰椎小关节紊乱

◎梁某，女性，29岁。

就诊日期：2017年4月28日，农历：四月初三。发病节气：谷雨后。

主诉：反复腰骶部疼痛半年余。

现病史：缘患者半年前怀孕期间不慎滑倒，腰骶部着地致意外流产，并出现腰骶部剧烈疼痛。曾在外院长期药物治疗，在家中自行腰部热敷，但腰痛症状反复，不能自然受孕，遂来我院门诊求诊。刻下症见：腰骶部疼痛，不能久坐，纳眠一般，二便调。

月经史：初潮16岁 $\dfrac{5 \sim 7}{29 \sim 30}$，末次月经2017-4-19。

四诊：神清，精神尚可，双目有神，表情自然，形体适中，言语清晰，语声正常，气息平顺；腰骶部疼痛，不能久坐；舌淡红、苔薄白，脉涩。

体格检查：弯腰活动稍受限，腰部肌肉紧张，腰椎侧弯，L₅棘突压痛及右侧椎旁肌肉压痛（＋）、叩击痛（＋）；左侧"4"字试验（＋），右侧"4"字试验（－）；双侧直腿抬高试验（±），骶部压痛（＋），右侧髂后上棘压痛（－），左侧髂后上棘压痛（＋）。

辅助检查：DR示两侧髂棘不等高，坐骨大孔不等大，腰椎侧弯，L₅棘突右偏。

中医辨证分析：患者因不慎滑倒，损伤经络，气滞血瘀，瘀血凝滞于腰骶，阻滞经络气机，经络不通则痛，致腰部疼痛，故发本病。

中医诊断（证型）：腰痹病（气滞血瘀）。

西医诊断：①腰椎小关节紊乱。②骨盆旋移症。

治则治法：活血化瘀，通络止痛。

中药方药：血府逐瘀汤加减。

当归10g	熟地黄20g	赤芍20g	威灵仙15g
独活20g	钩藤10g	薏苡仁15g	茯苓10g
党参20g	白术10g	伸筋草10g	桑寄生20g
甘草6g	延胡索10g	鸡血藤15g	

7剂，日1剂，水煎服，早晚分服。

治脊诊断及治疗：

（1）三步定位诊断：①症状：腰骶部反复疼痛。②触诊：L_5椎旁右侧压痛、叩击痛（＋）；左侧"4"字试验（＋），右侧"4"字试验（－）；双侧直腿抬高试验（±），骶部压痛（＋），右侧髂后上棘压痛（－），左侧髂后上棘压痛（＋）。③影像学：DR示两侧髂棘不等高，坐骨大孔不等大，腰椎侧弯，L_5棘突右偏。结合三步定位诊断，可明确诊断为：①腰椎小关节紊乱。②骨盆旋移症。病因分型：关节功能紊乱型。

（2）治疗：①主治法（和骨法）：予以俯卧位摇腿揉腰法使腰骶部及大腿部肌肉充分放松，使用侧卧牵抖冲压法（图6-42）纠正骨盆旋移，后予以侧卧扳按法纠正L_5小关节错位，最后予以俯卧按腰扳腿法纠正腰椎侧弯。②辅治法（和筋法、调和气血法）：患者触诊时骶部疼痛，对应中医八髎穴，正骨治疗后，选取八髎穴为主穴，予以针灸强刺激，后予肾俞（双）、大肠俞（双）、环跳（双）、委中（双）以电针治疗，配合红外线治疗改善局部血液循环。③功法训练（和正固本法）：进行"拱桥"及平板支撑（图6-43）训练，以锻炼核心肌群力量，增强骨盆及腰椎稳定性。

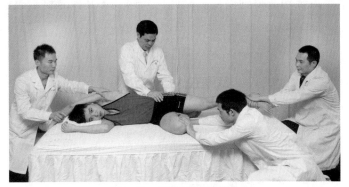

图6-42　侧卧牵抖冲压法

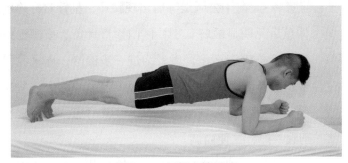

图6-43　平板支撑训练

技术要点：平板支撑训练时，双手靠近身体，勿抬头，保持腰、腹、臀肌肉收紧，身体呈以直线，保证动作完成度，姿势变形即可停止，以免受伤。

疗程与疗效：治疗3次后，患者复诊诉症状好转。半年后随访，得知梁女士腰痛完全消失，更惊喜的是竟然顺利怀孕。

病案分析：腰痛病因复杂，若失治、误治，会导致病情迁延不愈，严重者影响正常孕育功能。中医认为，督脉为"阳脉之海"，任脉为"阴脉之海"，冲脉则为"血海"，五脏六腑都依赖它们濡养，而这三条经脉均起于胞中，循行于腰部。胞宫位于腹腔和盆腔之中，肾气足、经络通、气血旺是能正常怀孕的基本条件。因此，如果腰椎或骨盆错位，压迫相关神经，受这些神经控制的生殖系统就会发生功能紊乱，可能导致一系列的妇科问题，甚至引起不孕。纠正错位的椎体或骨盆，使女士的生殖系统功能得到恢复。因此，当遇到了其他专科常规治疗难以解决的问题时，不妨考虑是否与脊椎错位等有关。

医案五：腰椎滑脱

◎**丁某，男性，67岁**。

就诊日期：2018年3月19日，农历：二月初三。发病节气：惊蛰后。

主诉：腰痛3天。

现病史：缘患者3天前于公园晨练后出现腰痛，呈针刺样疼痛，无双下肢放射痛，休息后无明显缓解。于社区门诊行针灸、拔罐治疗，当时症状可缓解，回家后仍疼痛不止，患者为进一步诊治，遂来我科门诊就诊。问诊过程中，患者诉近1年来晨练时喜欢"腰背撞树"，每次持续时间约半小时。刻下症见：腰部刺痛，无双下肢放射痛，无间歇性跛行，无二便失禁，纳眠一般，二便尚调。

四诊：神清，精神一般，双目少神，表情痛苦，形体适中，言语清晰，语声正常，气息平顺；腰痛，呈针刺样疼痛，无双下肢放射痛；无二便失禁；舌暗红，苔薄白，脉弦涩。

体格检查：腰部活动受限，腰部肌肉紧张，双侧"4"字试验（－），双侧踇背伸试验（＋），L_4、L_5棘突及椎旁压痛（＋），L_4、L_5棘突间压痛（＋）。

辅助检查：我院腰椎DR示L_4前滑脱（I°），腰椎骨质未见明显异常。

中医辨证分析：因患者运动不当，损伤经络，致气滞血瘀，瘀血凝滞于腰部，阻滞经络气机，经络不通则痛，致腰部疼痛。

中医诊断（证型）：腰痹病（气滞血瘀）。

西医诊断：腰椎滑脱症。

治则治法：活血化瘀，通络止痛。

中药方药：身痛逐瘀汤加减。

秦艽15g	川芎9g	桃仁10g	红花6g
甘草6g	羌活10g	没药6g	当归10g
五灵脂10g	香附10g	牛膝12g	地龙10g
伸筋草10g	桑寄生20g	三七粉3g	

7剂，日1剂，水煎服，早晚分服。

治脊诊断及治疗：

（1）三步定位诊断：①症状："腰背撞树"晨练后腰痛，呈针刺样疼痛，无双下肢放射痛，无二便失禁。②触诊：腰部活动受限、疼痛（＋），腰部肌肉紧张，双侧"4"字试验（－），蹓背伸试验（＋），L_4、L_5棘突及椎旁压痛（＋），L_4、L_5棘突间压痛。③影像学：我院腰椎DR示L_4前滑脱（$I°$），腰椎骨质未见明显异常。结合三步定位诊断，可明确诊断为：腰椎滑脱症。病因分型：关节功能紊乱型。

（2）治疗：①主治法（和骨法）：先予以摇腿揉腰法以放松腰部肌肉，放松后予以侧卧扳按法及俯卧牵抖冲压法纠正L_4、L_5小关节旋转式错位及滑脱式错位。②辅治法（和筋法、调和气血法）：手法治疗后，配合电针治疗。穴位选取肾俞（双）、气海俞（双）、大肠俞（双）、关元俞（双）、秩边（双）、委中（双）、阳陵泉（双）、环跳（双）、承山（双）、昆仑（双），配合红外线、微波治疗以改善局部血液循环，配合大肠俞、肾俞等穴位注射，以活血通络。③功法训练（和正固本法）：指导患者行"抱膝滚动"训练以纠正滑脱，待疼痛好转后，进阶为平板支撑以加强核心肌群力量。

疗程与疗效：每天治疗1次，7次为1个疗程。1个疗程后患者症状较前好转。后续1个疗程后，患者腰痛症状消失，叮嘱患者坚持行"抱膝滚动"及平板支撑锻炼腰背部肌肉，定期随访，未见复发。

病案分析：本例患者采取了不适合自身的锻炼方法而导致病症的发

生，"腰背撞树"是当下很多中老年人热衷的锻炼方式，但其中隐藏的危险常常不为人所知。当人体腰背部撞向树木的瞬间，腹部肌肉强力收缩，剪切力就容易聚集在腰椎处，当腰背部与树干撞击时，又会产生反作用力，长期下去，就会破坏腰椎的稳定性，腰椎生理曲度难免会发生改变。本病的诊断和治疗并不困难，更重要的是进行宣传教育，帮助患者选择合适、正确的锻炼方式，防患于未然。

医案六：产后腰痛

◎**黎某，女性，37岁。**

就诊日期： 2018年3月30日，农历：二月十四。发病节气：春分后。

主诉： 产后腰骶部疼痛反复3个月余。

现病史： 缘患者在3个月前诞下二胎后出现腰骶部疼痛，曾多次在外院进行治疗，均诊断为"腰椎间盘突出症"，予针灸、推拿、理疗等治疗后症状未见明显好转，遂来我院门诊求诊。刻下症见：腰骶部疼痛，伴口干口苦，手足怕冷，夜间小腿痉挛，胃纳可，眠差，二便调。

月经史： 初潮13岁 $\dfrac{4\sim5}{28\sim29}$，末次月经2018-3-12。

四诊： 神清，精神疲倦，痛苦面容，形体瘦弱，言语清晰，语声细弱，气息平顺，腰骶部疼痛；舌暗淡，苔白腻，脉沉涩。

体格检查： $L_4\sim S_1$ 椎旁两侧压痛（＋）；双侧坐骨结节不等高，双侧髂嵴不等高，双侧髂后上棘不等高，双侧髂后上棘压痛（＋），双侧骶髂关节叩击痛（＋），臀中肌压痛（＋），双侧"4"字试验（±），双下肢不等长，阴阳脚明显，坐立弯腰试验（＋）。

辅助检查： DR示耻骨联合位于正中线上，右侧髂嵴低于左侧，右侧髂骨大于左侧。

中医辨证分析： 患者年近四旬，产后体质虚弱，气血亏虚，运化失常，血瘀滞留于机体，阻滞经络气血，不通则痛，加之阳气不足，运化失司，寒湿内生，筋骨经脉无以濡养，寒主收引，故见夜间小腿痉挛，发为本病。

中医诊断（证型）：产后腰痛（气虚血瘀、寒湿痹阻）。

西医诊断：骨盆旋移症。

治则治法：益气活血，健脾祛湿，温经散寒。

中药方药：独活寄生汤加减。

独活20g	桑寄生20g	当归10g	桃仁10g
红花6g	鸡血藤20g	薏苡仁20g	牛膝10g
川芎6g	茯苓15g	甘草6g	党参20g
熟地黄20g	细辛6g	黄芪20g	白芍10g

7剂，日1剂，水煎服，早晚分服。

治脊诊断及治疗：

（1）三步定位诊断：①症状：腰骶部疼痛，无放射痛，手足怕冷，夜间小腿痉挛。②触诊：L_4～S_1椎旁两侧压痛（＋）；双侧坐骨结节不等高，双侧髂嵴不等高，双侧髂后上棘不等高，双侧髂后上棘压痛（＋），双侧骶髂关节叩击痛（＋），臀中肌压痛（＋），双侧"4"字试验（±），双下肢不等长，阴阳脚明显。③影像学：DR示耻骨联合位于正中线上，右侧髂嵴低于左侧，右侧髂骨大于左侧。结合三步定位诊断，可明确诊断为：骨盆旋移症。病因分型：关节功能紊乱型。

（2）治疗：①主治法（和骨法）：予以放松骶髂关节周边肌肉，行侧卧牵抖冲压法（图6-40），同时纠正"长短脚"和"阴阳脚"。患者取侧卧位，"阳脚"在上，"阴脚"屈髋屈膝平放床上，术者站其背侧。患者右下肢是长脚又属阳脚者，术者立于患者背侧，左手按在髂嵴上（发力时促使髂骨下移），右手按臀部偏髂嵴前部（发力时促使髂骨旋前），助手做好牵抖姿势（双手握紧右踝上部）准备，术者口令"1-2-3"时，二人同时用力完成牵抖冲压法。术者双手方向不同，将使髂骨既向下，又向前旋，而达松动错位关节，助手发力向下牵抖1～3下，使关节在动中复位。患者翻身（体位同上述），术者站其前侧，双手放置其髂骨上方、前方，牵抖冲压时，术者双手用较强的推力，将髂骨既向下、又向后旋而达"复位"。"长脚"用力轻，牵抖1～3下；"短脚"手法力重，牵抖3～5下。其后配合仰卧旋髋按压法予以纠正"阴阳脚"，配合仰卧内收肌群松解手法松解内收肌肉。②辅治法（和筋法、调和气血法）：手法治疗后，配合电针治疗。穴位选取肾俞（双）、气海俞（双）、大肠俞（双）、关元俞（双）、次髎（双）、秩边（双），配合红外线治疗以改善局部血液循环。③功法训练（和正固本法）：指导患者行平板支撑、"拱桥"等训练腰骶肌肉功能。

疗程与疗效：每3天治疗1次。治疗3次后，患者腰骶部疼痛明显好转。巩固治疗6次后，痊愈，随访1年，未见症状复发。

病案分析：临床产后腰痛的患者多，常常被误诊为腰椎间盘突出症，久治不愈，严重影响患者的生活、工作，故明确诊断尤为重要。有些产后腰痛的患者还会伴随痛经、月经紊乱等症状，临床通过调整骨盆均可得到明显的改善。

医案七：骨盆旋移症

◎刘某，女性，29岁。

就诊日期：2018年4月17日，农历：三月初二。发病节气：清明后。

主诉：腰骶部疼痛反复1个月。

现病史：缘患者1个月前不慎跌倒后，腰骶部开始出现疼痛，不能久坐，坐位起身困难，自觉行走时腰骶部两侧不对称。曾在外院进行多次的腰部针灸、推拿、理疗等治疗，但效果不佳，遂来我院门诊求诊。刻下症见：腰骶部疼痛，坐位起身困难，伴疼痛，活动后症状有所减轻，纳眠差，二便调。

月经史：初潮12岁 $\dfrac{6\sim7}{30\sim31}$ ，末次月经2018-3-29。

四诊：神清，精神疲倦，表情一般，形体适中，言语清晰，气息平顺；腰骶部疼痛，坐位起身困难，伴疼痛，活动后症状可有所减轻；舌暗淡，苔白，脉弦。

体格检查：L_5椎旁右侧压痛、叩击痛（＋）；右侧"4"字试验（＋），左侧"4"字试验（－）；双侧直腿抬高试验（－），右侧髂后上棘压痛（＋），左侧髂后上棘压痛（－）；双下肢不等长，"阴阳脚"明显。

辅助检查：DR示耻骨联合位于正中线上，两侧髂嵴不等高，右侧髂骨小于左侧。

中医辨证分析：患者因跌伤后未予正规治疗，瘀血留滞机体，阻滞经络气血，不通则痛，出现腰骶部疼痛，故发本病。

中医诊断（证型）：腰痹病（气滞血瘀）。

西医诊断：骨盆旋移症。

治则治法：活血化瘀，通络止痛。

中药方药：血府逐瘀汤加减。

川芎6g	桑寄生20g	当归10g	桃仁10g
红花6g	鸡血藤10g	地龙10g	牛膝10g
独活10g	杜仲10g	甘草3g	党参20g
生地黄20g			

5剂，日1剂，水煎服，早晚分服。

治脊诊断及治疗：

（1）三步定位诊断：①症状：腰骶部疼痛，坐位起身困难，伴疼痛，活动后症状可有所减轻。②触诊：L_5椎旁右侧压痛、叩击痛（＋）。右侧"4"字试验（＋），左侧"4"字试验（－）；双侧直腿抬高试验（－），右侧髂后上棘压痛（＋），左侧髂后上棘压痛（－）；双下肢不等长，"阴阳脚"明显。③影像学：DR示耻骨联合位于正中线上，两侧髂嵴不等高，右侧髂骨小于左侧。结合三步定位诊断，可明确诊断为：骨盆旋移症。病因分型：关节功能紊乱型。

（2）治疗：①主治法（和骨法）：予以放松骶髂关节周边肌肉，叮嘱患者俯卧位，术者立于患肢同侧，一手按压于右侧髂骨，嘱患者屈膝，另一手置于膝关节下，向上轻轻扳动直至最大限制为度，以骶骨为定点向后扳动髂骨，同时嘱患者对抗用力，5～10秒后，重新扳动至新的最大限制角度，如此反复3～4次（图6-44）。②辅治法（和筋法、调和气血法）：手法治疗后，配合电针治疗。穴位选取肾俞（双）、大肠俞（双）、环跳（双）、委中（双）、承山（双）、次髎（双）、秩边（双），配合红外线治疗以改善局部血液循环。③功法训练（和正固本法）：指导患者进行"拱桥"与"贴墙站桩"（图6-45）等练习。肌肉强大的能力，离不开科学的锻炼。

技术要点：贴墙站桩训练时，全身放松，背紧贴墙，大腿与小腿夹脚、小腿与地面的夹角都是90°，如有动作变形，即可停止。

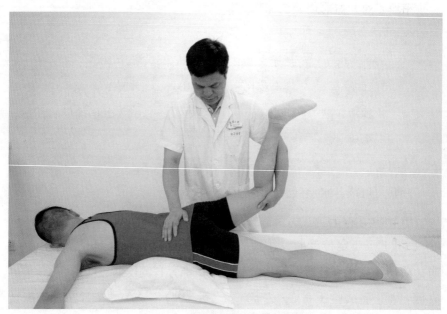

图6-44 放松骶髂关节周边肌肉

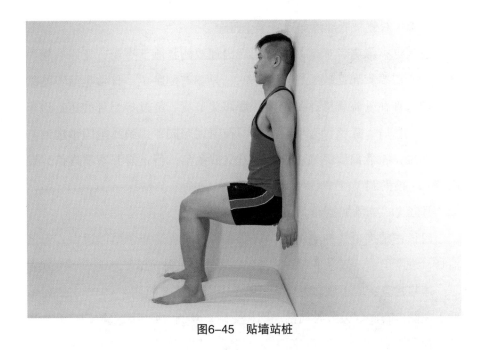

图6-45　贴墙站桩

疗程与疗效：治疗1次后，患者复诊诉症状消失，查体腰骶关节无压痛，叮嘱患者坚持行功能锻炼，随访6个月，未见症状复发。

病案分析：骨盆不正为何会导致腰痛呢？从位置关系上看，骨盆位于腰椎的正下方，是脊柱的"底座"。如果骨盆位置不正，则会影响腰椎生物力学传导，导致腰部周围肌肉受力不均，出现疼痛。骨盆带不只与腰椎相连，还与两侧髂骨相连。正常走路时，双下肢交替向前摆动，居于中间位置的骨盆带需要很好的稳定性，否则容易引起双侧下肢的不平衡摆动。再者，人体的重心位于骶骨前方，重心的改变，势必会引起人体一系列的代偿反应。因此，骨盆带位置的正确与否，对人体的影响很大。

医案八：骨盆旋移症

◎杨某，女性，28岁。

就诊日期：2017年4月28日，农历：四月初三。发病节气：谷雨后。

主诉：双侧腰骶部疼痛反复半个月余。

现病史：缘患者半个月前产子后出现双侧腰骶部疼痛，尤以右侧为甚，行走需要家属搀扶，并长期卧床，只能右侧卧位，日常生活不能完全自理。曾在外院就诊，诊断为：骶髂关节炎。经过半个月的药物治疗和卧床休息后，症状没有明显改善，在家属陪同下，到我院门诊求诊。刻下症见：腰骶部疼痛，不能长期站立或久坐，行走需要家属搀扶，纳眠差，二便尚调。

月经史：哺乳期停经。

四诊：精神可，神志清楚，表情痛苦，面色憔悴，形体适中，言语清晰，语声正常，气息平顺；舌淡红，苔薄白，脉沉滑。

体格检查：右下肢较左下肢长，右侧骶髂关节压痛（＋），右侧髂嵴低于左侧，右侧髋关节各向活动明显受限，双侧"4"字试验（＋）。

辅助检查：DR示左侧髂嵴高于右侧，左侧闭孔小于右侧，左侧髂骨大于右侧。

中医辨证分析：患者先天禀赋不足，产后气血虚弱，脾胃运化失常，气血亏虚不能濡养筋骨，不荣则痛，故见腰骶部疼痛。

中医诊断（证型）：腰痹病（气血不足）。

西医诊断：骨盆旋移症。

治则治法：补益气血，舒经通络。

中药方药：八珍汤加减。

当归10g	党参20g	川芎10g	熟地黄30g
白术20g	赤芍10g	威灵仙10g	薏苡仁10g
伸筋草15g	牛膝20g	炙甘草10g	茯苓20g
白芍10g			

7剂，日1剂，水煎服，早晚分服。

治脊诊断及治疗：

（1）三步定位诊断：①症状：腰骶部疼痛，右侧为甚，只能右侧卧位。②触诊：右下肢较左下肢长，右侧骶髂关节压痛（＋），右侧髂嵴低于左侧，右侧髋关节各向活动明显受限，双侧"4"字试验（＋）。③影像学：DR示左侧髂嵴高于右侧，左侧闭孔小于右侧，左侧髂骨大于右侧。结合三步定位诊断，可明确诊断为：骨盆旋移症（图6-46）。病因分型：关节功能紊乱型。

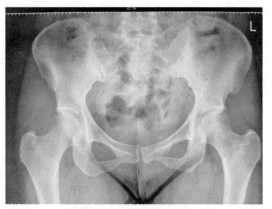

图6-46　骨盆旋移症

（2）治疗：①主治法（和骨法）：予以放松腰骶部及大腿部肌肉，患者左侧髂骨旋后，予以仰卧位旋髋按压法纠正，患者右侧髂骨旋前，考虑内收肌紧张，予以仰卧内收肌群松解手法纠正。②辅治法（和筋法、调和气血法）：针灸予以取肾俞（双）、气海俞（双）、大肠俞（双）、关元俞（双）、秩边（双），电针治疗，配合红外线、超短波改善血液循环。③功法训练（和正固本法）：指导患者行盆底肌及腰背部肌肉锻炼，如"拱桥""飞燕"。

疗程与疗效：治疗4次后，患者诉症状有所好转，可以正常生活。后叮嘱患者继续行1个疗程（7次）治疗后症状明显改善，嘱患者坚持行功能锻炼，并注意饮食搭配，忌辛辣，畅情志，未再复诊治疗。

病案分析：女性的肌肉和韧带一般较男性更加柔软松弛，加之女性生理期及孕期体内激素波动较大，平时缺乏运动，更容易导致脊柱、关节、骨盆发生错位，从而引发疼痛。其中，产妇会表现得更明显，因孕期体内释放松弛素使骨盆附件肌肉松弛，进而造成腹部和腰部等相关肌肉松弛无力。由此可见，产后调理的重要性不可小觑，"坐月子"更要认真对待！

（四）四肢关节疾病

医案一：肩周炎

◎郭某，男性，54岁。

就诊日期： 2019年2月21日，农历：正月十七。发病节气：雨水后。

主诉： 左肩关节疼痛伴活动受限反复发作2个月余。

现病史： 缘患者2个月余前劳累后出现左肩关节疼痛伴活动受限，症状反复，于外院诊断为"肩周炎"，予封闭治疗后症状未见明显改善。

刻下症见： 左肩关节前屈、后伸、外展疼痛，活动受限、左上肢乏力，夜间疼痛加重，休息不得缓解，局部无红肿发热，纳眠差，二便调。

四诊： 精神紧张，神志清楚，表情痛苦，面色正常，形体适中，言语清晰，语声正常，气息平顺；左肩关节疼痛，活动受限；舌红苔少，脉沉细。

体格检查： 左肩关节被动活动受限，目前关节活动度为：前屈50°、后伸20°、外展40°，疼痛（＋）；局部肤温正常，左肩关节周围肌肉压痛（＋）。

辅助检查： DR示左侧肩关节骨质未见明显异常。

中医辨证分析： 因患者年过五旬，肝肾渐亏，肝主筋、肾主骨，肝肾不足，平素喜劳作，劳累后耗伤气血，则筋骨失于濡养，筋骨不荣，不荣则痛，故左肩关节疼痛、屈伸不利。

中医诊断（证型）： 肩痹病（肝肾不足）。

西医诊断： 肩周炎。

治则治法： 补肝益肾，舒筋通络。

中药方药： 大秦艽汤加减。

秦艽10g	当归10g	熟地黄10g	杜仲10g
枸杞子10g	威灵仙10g	桂枝10g	鸡血藤10g
三七粉10g	宽筋藤10g	党参10g	白术10g
法半夏10g	茯苓10g	薏苡仁10g	甘草3g

7剂，日1剂，水煎服，早晚分服。

治脊诊断及治疗：

（1）三步定位诊断：①症状：左肩关节疼痛、活动受限。②触诊：左肩关节被动活动受限，目前肩关节活动度为：前屈50°、后伸20°、外展40°。局部肤温正常，左肩关节周围肌肉压痛。③影像学：DR示左侧肩关节骨质未见明显异常。结合三步定位诊断，可明确诊断为：肩周炎。

（2）治疗：①主治法（和筋法）：予以小针刀治疗，在喙突、肱骨小结节、结节间沟、肱骨大结节处行松解剥离组织粘连。操作后予以拔罐放血，之后行手法理筋治疗，进一步松解关节粘连，可运用弹拨手法，配合关节活动，在患者左上肢最大活动限度时给予快速提拉。每周1次，4次为1疗程。②辅治法：可予以塞来昔布胶囊口服，每次1粒，每天2次，口服3天。③功法训练（和正固本法）：予以指导患者行肩部卧式外展外旋及肩部卧式上举（图6-47），使肌肉放松。

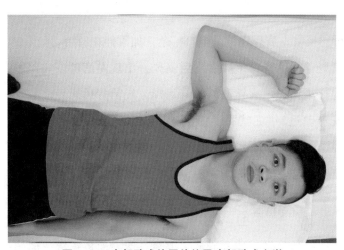

图6-47　肩部卧式外展外旋及肩部卧式上举

技术要点：训练时平卧床上，先行肩部外展，达最大角度后外旋，角度可缓慢增大，最后上举肩部，过程中可找家人帮忙。

疗程与疗效：第一次治疗后，患者肩部活动受限好转，疼痛减轻。第二次治疗后患者症状明显减轻，主动及被动屈伸、外展角度基本达正常范围。第三次治疗后，患者肩关节疼痛较前明显好转。另予以针灸治疗2次后痊愈，穴位选取：肩前、肩贞、肩井、肩髃、曲池、手三里。

病案分析：患者肩关节疼痛，活动明显受限，肩周炎诊断明确，临床运用小针刀治疗，疗效迅速，效果显著。操作时应特别明确四个针刀松解点，第一处在喙突处松解肱二头肌短头起点，第二处在肱骨小结节处松解肩胛下肌止点，第三处在结节间沟处松解肱二头肌长头，第四处在肱骨大结节处松解冈上肌或冈下肌或小圆肌止点，亦可在肩峰下滑囊作通透剥离。切记术后予以拔罐放血，使瘀血外出，最后予以手法治疗，进一步改善关节活动度，松解粘连，促进恢复。

医案二：肩周炎

◎黄某，女性，44岁。

就诊日期：2018年12月25日，农历：十一月十九。发病节气：冬至后。

主诉：反复左肩疼痛伴颈痛11年余，加重伴左肩活动受限2年。

现病史：缘患者11年前淋雨后受风，出现左肩部疼痛伴颈痛，四处求治，曾行小针刀、火针、封闭等治疗，经治疗后患者症状稍有改善，但反复发作。近2年症状明显加重，严重影响患者生活和工作，身心俱疲，后经病友介绍，于我院门诊就诊。刻下症见：左肩关节疼痛，伴前屈、后伸、外展活动受限，夜间症状加重，纳可，眠差，二便调。

月经史：初潮13岁 $\dfrac{5\sim7}{31\sim32}$，末次月经2018-12-9。

四诊：精神紧张，神志清楚，表情自然，面色正常，形体适中，言语清晰，语声正常，气息平顺；左肩疼痛，活动受限，夜间明显；舌淡苔白，脉滑。

体格检查：左肩关节前屈、后伸、外展活动受限，目前左肩关节活动度为：前屈60°、后伸30°、外展40°；左肩关节周围肌肉压痛（＋）。颈部生理曲度变直，C_3～C_6椎旁压痛（＋），C_4、C_5横突压痛（＋）。

辅助检查：DR示①左侧肩关节骨质增生；②颈椎生理曲度变直，颈椎退行性变，C_5棘突右偏，C_4棘突左偏。

中医辨证分析：因患者受寒湿之邪入侵，寒主收引，寒湿互结，凝滞气血，脉络阻滞不通，不通则痛，故左肩关节疼痛；晚上为阴，寒为阴，致夜间症状加重。

中医诊断（证型）：肩痹病（寒湿凝滞）。

西医诊断：①肩周炎。②颈椎病。

治则治法：散寒祛湿，温经通络。

中药方药：肩痹方加减。

黄芪10g	防风10g	羌活10g	葛根10g
桂枝10g	桑寄生10g	乳香10g	没药10g
伸筋草15g	赤芍10g	三七3g	威灵仙15g
茯苓10g	薏苡仁10g	牛膝10g	炙甘草5g

7剂，日1剂，水煎服，早晚分服。

治脊诊断及治疗：

（1）三步定位诊断：①症状：左肩疼痛，颈痛，活动受限，夜间加重。②触诊：颈部生理曲度变直，C_3～C_6椎旁压痛（＋），C_4、C_5横突压痛（＋），左肩关节前屈、后伸、外展活动受限，左肩关节周围肌肉压痛（＋）。③影像学：DR示A.肩关节骨质增生。B.颈椎生理曲度变直，颈椎退行性变，C_5棘突右偏，C_4棘突左偏。结合三步定位诊断，可明确诊断为：肩周炎，颈椎病（关节功能紊乱型）。

（2）治疗：①主治法（和骨法、和筋法）：予颈肩部肌肉放松，以正骨手法为主，予以低头摇正法纠正C$_4$、C$_5$旋转式错位，再予以牵引下正骨法，行摇正及推正手法以整体调整。②辅治法（调和气血法）：予电针治疗，局部取穴为主，穴位注射以活血通络。③功法训练（和正固本法）：指导患者行肩部功能锻炼，加强颈部肌肉力量训练，如米字操、抗衡功等。

疗程与疗效：每天治疗1次，5次为1个疗程。第二个疗程结束后，患者症状改善明显，治疗上予以中药口服调理，以原方去乳香、没药，加附子、干姜温阳散寒，口服3剂，复诊痊愈。

病案分析：患者肩关节疼痛，活动明显受限，肩周炎诊断明确，结合三步定位诊断，考虑患者兼有颈椎关节紊乱，故单纯治疗肩部疗效欠佳，治疗上应先予以纠正C$_4$、C$_5$关节错位及改善颈部曲度，后予电针及穴位注射治疗，以改善肩关节周围软组织血液循环、促进软组织修复，配合中药散寒祛湿、温经通络，功能锻炼以加强肌肉力量，增强椎体关节稳定性，故疗程显著。

医案三：膝关节骨性关节炎

◎**张某，男性，59岁。**

就诊日期：2019年2月28日，农历：正月廿四。发病节气：雨水后。

主诉：反复双膝关节肿痛伴活动受限1年。

现病史：缘患者平素爱爬山，1年前开始出现双膝关节肿痛伴活动受限，症状反复，遂来我院门诊求诊。刻下症见：双膝关节肿痛，伴双膝乏力，纳眠一般，二便调。

四诊：精神疲倦，神志清楚，表情痛苦，面色正常，形体适中，言语清晰，语声正常，气息平顺；双膝关节肿痛，活动受限；舌淡红、苔少，脉沉细。

体格检查：双膝关节肿胀、疼痛，屈膝受限，双侧浮髌试验（＋），双膝周围广泛性压痛，局部肌肉可扪及条索结节。

辅助检查：DR示双膝关节退行性变，骨质增生，关节间隙变窄，软骨下骨质边缘硬化，关节边缘增生，可见骨刺。

中医辨证分析：因患者年近六旬，肝肾渐亏，精血虚少，肝主筋、肾主骨，肝肾不足则筋骨不荣，加之平素喜劳动，久立伤骨，久行伤筋，损伤肝肾，故双膝关节肿痛，活动受限。

中医诊断（证型）：膝痹病（肝肾不足）。

西医诊断：膝关节骨性关节炎。

治则治法：补益肝肾，舒筋通络。

中药方药：独活寄生汤加减。

当归10g	秦艽10g	赤芍10g	独活10g
桑寄生10g	熟地黄10g	牛膝10g	乳香10g
伸筋草10g	麦冬10g	威灵仙10g	茯苓10g
党参10g	甘草10g		

7剂，日1剂，水煎服，早晚分服。

治脊诊断及治疗：

（1）三步定位诊断：①症状：双膝关节肿痛，活动受限。②触诊：双膝关节肿痛、关节活动受限，双侧浮髌试验（＋），双膝周围广泛性压痛，局部肌肉可扪及条索结节。③影像学：DR示双膝关节退行性变，骨质增生，关节间隙变窄，软骨下骨质边缘硬化，关节边缘增生，可见骨刺。结合三步定位诊断，可明确诊断为：膝关节骨性关节炎。

（2）治疗：①主治法（和筋法）：予小针刀治疗，取膝关节周围压痛点处进针刀，按针刀常规操作松解剥离。②辅治法：患者浮髌试验阳性，于无菌条件下将关节积液抽出，积液量大于30mL，关节腔注射1mL地塞米松以促进炎症消除，配合纱布绷带于髌骨和髌上囊处加压包扎，3～5天解开。③功法训练（和正固本法）：指导患者行膝关节功能锻炼，如贴墙站桩、仰卧位直腿抬高（图6-48）的股四头肌训练、仰卧位踩单车等（图6-49）。

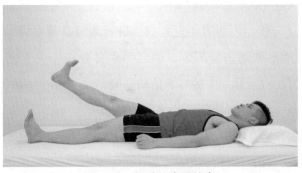
图6-48　仰卧位直腿抬高

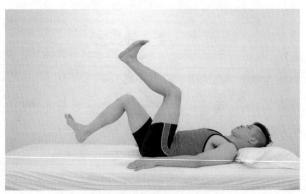
图6-49　仰卧位踩单车

　　操作要点：行仰卧位直腿抬高股四头肌训练时，单腿抬高30°，股四头肌发力，落下时不要接触床面，保持股四头肌紧张，再次抬高、落下，过程中股四头肌酸胀感明显。仰卧位踩单车时，腰部需要紧贴床面，双脚交替向前、向后，全程腹部收紧，感受股四头肌发力。

　　疗程与疗效：每5天治疗1次，2次为1个疗程。2个疗程后，患者双膝肿痛明显减轻，活动受限改善，叮嘱患者加强功能锻炼，随访2月未见复发。

　　病案分析：膝关节骨质增生形成的根本原因是膝关节内部的应力平衡失调，主要是拉应力和压应力，促使膝关节内部产生高应力点。予以小针刀治疗时，刀口线的方向与治疗部位神经、血管的方向保持一致，或与肌肉、韧带的纤维走行方向一致，经纵行、横行剥离后可以改善高应力状态。患者关节肿胀，可见关节积液，考虑滑膜炎所致，但关节渗出液不可常抽，关键还是将病因解除，使其不渗出积液。还应加强患者宣传教育，告知日常正确保护膝关节的方法，指导膝关节周围肌肉力量训练。

医案四：膝关节功能紊乱

◎**黄某，女性，51岁**。

就诊日期：2018年4月10日，农历：二月廿五。发病节气：清明后。

主诉：右膝关节疼痛不适1周。

现病史：患者平素喜欢蹲坐摘菜，1周前摘菜起身后自觉右膝关节酸痛，未予重视。后症状逐渐加重，跛行步态，活动受限，关节呈半屈曲状态不能伸直，患者疑惑以前从未有过关节疼痛，此次却如此严重，后慕名而来广东省第二中医院门诊就诊。刻下症见：右膝关节疼痛，活动受限，局部无明显肿胀，跛行，纳眠差，二便调。

四诊：精神可，神志清楚，双目有神，面色无光泽，形体偏胖，言语清晰，语声正常，气息平顺；右膝关节活动受限，不能伸直，局部无明显肿胀，跛行；舌红，苔黄腻，脉滑数。

月经史：49岁绝经。

体格检查：右膝关节浮髌试验（－），内、外侧副韧带压痛（－），抽屉试验（－），内外膝眼压痛（＋），无明显肿胀。

辅助检查：DR示右侧膝关节骨质未见明显异常。

中医辨证分析：患者平素嗜食肥甘厚腻，脾失健运，湿热内生，加之久蹲久坐，久坐伤肉，脾主肌肉四肢，故肢体酸胀疼痛；湿邪内阻，郁积化热，故舌红、苔黄腻、脉滑数。

中医诊断（证型）：膝痹（脾虚湿热）。

西医诊断：膝关节功能紊乱。

治则治法：健脾、祛湿、清热，活血通络。

中药方药：二陈汤和四妙散。

陈皮20g	法半夏10g	茯苓20g	黄柏6g
威灵仙10g	牛膝10g	薏苡仁20g	赤芍10g
宽筋藤15g	鸡血藤15g	炙甘草6g	苍术10g
桑寄生20g	伸筋草10g		

7剂，日1剂，水煎服，早晚分服。

治脊诊断及治疗：

（1）三步定位诊断：①症状：右膝关节活动受限，不能伸直，呈半屈曲位，跛行步态。②触诊：右膝浮髌试验（－），内、外侧副韧带压痛（－），抽屉试验（－），内外膝眼压痛（＋），无明显肿胀。③影像学：DR示右侧膝关节骨质未见明显异常。结合三步定位诊断，可明确诊断为：膝关节功能紊乱。

（2）治疗：①主治法（和筋法）：复位前，在膝关节周围行按摩放松，松弛痉挛肌肉，松弛膝关节。患者俯卧位，患膝屈曲90°，助手按住患者大腿部，术者弯腰，双手分别从患膝扣住患胫近端，并将患者足背搭在肩上。先沿胫骨纵轴上提、下压数次，再沿股骨纵轴前推、后拉数次，并将小腿向左、向右移动数次。接着，沿股骨纵轴向远端牵拉的同时，保持牵引力将患者小腿内旋、屈曲、外旋、伸直，然后反向再做外旋、屈曲、内旋、伸直。最后，旋动、伸屈膝数次。②辅治法（调和气血法）：予以电针治疗，局部取穴为主。右侧梁丘、血海、内膝眼、外膝眼、阳陵泉、阴陵泉、膝阳关、足三里、三阴交、太溪，可配合超短波、激光等物理治疗以消炎止痛。③功法训练（和正固本法）：叮嘱患者行贴墙站桩训练，以加强膝关节周围肌肉力量。

疗程与疗效：1次治疗后患者症状明显改善。次日复诊，叮嘱患者继续口服中药治疗，2周内勿过度劳累，勿蹲坐。1个月后回访，患者痊愈，未见复发。

病案分析：膝关节功能紊乱是膝关节内侧或外侧半月板因不协调的动作，发生轻微的超越正常范围的错位，临床上容易误诊为膝关节退行性改变，予以局部治疗效果往往不理想。手法操作过程中，不以半月板错位方向详细分类，治疗时均可以用上述手法恢复微小错位，手法复位后予以相关理疗介入，以达到消炎、消肿、止痛的目的。

医案五：足底筋膜炎

◎**刘某，女性，45岁。**

就诊日期：2019年3月26日，农历：二月二十。发病节气：春分后。

主诉：右侧足底疼痛半年余，加重3天。

现病史：缘患者半年前长时间站立后开始出现双足、双腿酸胀不适，为了减轻痛楚，自行购买了一双可以支撑足弓、减轻足底受力、缓解疲劳的鞋子，不久后足底就开始隐隐作痛，当时未予重视，后疼痛逐渐加重，尤以右足为重。现为求进一步治疗，来我院就诊。刻下症见：右足底疼痛，行走困难，纳眠差，二便调。

四诊：神志清楚，表情痛苦，形体适中，言语清晰，语声正常，气息平顺；右足底疼痛，行走困难；舌淡红，剥落苔，脉沉细。

月经史：初潮15岁$\dfrac{4\sim5}{28\sim31}$，末次月经2019-3-19。

体格检查：右足底轻微肿胀，皮肤颜色略红，明显压痛点即在跟骨结节前下方，小腿后方沿线肌肉紧张，压痛。

辅助检查：DR示双侧跟骨可见退行性变，骨质未见明显异常。

中医辨证分析：因患者年近五旬，肝肾渐亏，精血虚少，肝主筋、肾主骨，肝肾不足则筋骨不荣，故发为疼痛。

中医诊断（证型）：骨痹病（肝肾不足）。

西医诊断：足底筋膜炎。

治则治法：补益肝肾，舒筋通络。

中药方药：未予。

治脊诊断及治疗：

（1）三步定位诊断：①症状：右足底疼痛，行走困难。②查体：右足底轻微肿胀，皮肤颜色略红，明显压痛点即在跟骨结节前下方，小腿后方沿线肌肉紧张，压痛。③影像学：DR示双侧跟骨可见退行性变，骨质未见明显异常。结合三步定位诊断，可明确诊断为：足底筋膜炎。

（2）治疗：①主治法（和筋法）：选定痛点，行小针刀松解挛缩的筋膜。②辅治法：针刀术后予西乐葆口服，每次1粒，每天2次，口服3天。③功法训练（和正固本法）：指导患者行以下锻炼。A.腓肠肌拉伸（图6-50）。腓肠肌是小腿后面浅层的大块肌肉，俗称小腿肚子。患者可以面对一堵墙站立，掌心接触墙面，轻微的支撑身体。将患有足底筋膜炎的脚向后退一步，并且将腿伸直，前腿的膝盖弯曲，后脚跟完全接触到地面。如果后脚感觉不到拉伸，就再往后退一点。保持30秒钟，然后休息。每一侧各做3次，每天做两遍即可。B.脚底抓毛巾（图6-51）。坐在板凳上，两个膝盖弯曲90°，脚底放一条毛巾，脚尖向下，利用脚趾将毛巾抓起，但要防止膝盖或者脚踝的移动。每天做1次，每次坚持3分钟。C.足底按摩（图6-52）。可用筋膜球或网球，放在足底进行来回滚动以放松足底筋膜。

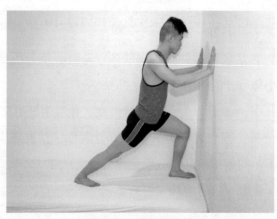

图6-50　腓肠肌拉伸

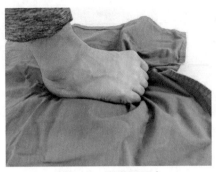
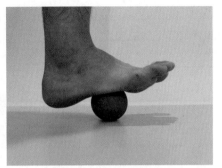

图6-51　脚底抓毛巾　　　　　　　图6-52　足底按摩

疗程与疗效：治疗1次后症状好转。叮嘱患者平素注意站立和行走姿势，选择合适的鞋子。

病案分析：正常的足弓起着支撑脚部、缓冲压力的作用，患者穿鞋子不当，人为地加上支撑，加之工作站立原因，导致脚底筋膜肌腱受力不均，反复牵扯，长时间后出现疼痛不适，没有对足部起到保护作用，反倒损伤了足底筋膜。

七

脊柱保健操

强脊保健功一共有六式，遵循"骨正筋柔，气血自流"的理念，通过躯干及四肢的摆动、牵拉或强化相应的肌群，纠正错位的椎体，调动人体气血，调理脏腑，从而达到"既病防变，未病先防"的目的。

第一式　望月思乡

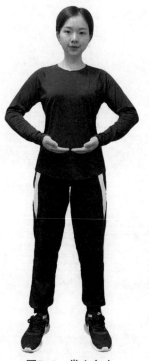

❶ 左脚打开，双脚与肩同宽，两手指尖相对，掌心向上，从下腹部慢慢向上托起（图7-1）。

图7-1　掌心向上

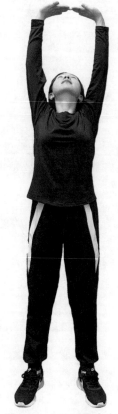

❷ 至胸前时双掌心由内向外翻转，继续向上抬到最高点，同时抬头，保持双手指尖相对（图7-2）。

图7-2　上抬到最高点

❸ 头向左转至极限处，停顿5秒，再向右转至极限处，停顿5秒，回到中立位（图7-3、图7-4）。

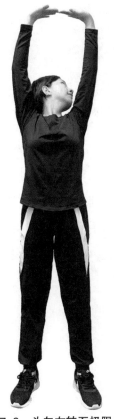 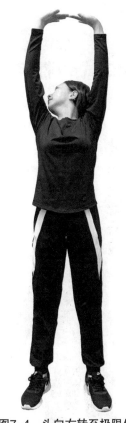

图7-3　头向左转至极限处　　图7-4　头向右转至极限处

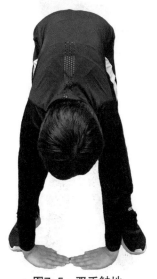

图7-5　双手触地

❹ 然后双掌心向下，指尖相对，慢慢低头弯腰至双手触地，停顿5秒（图7-5）。

❺ 起身两手指尖相对，掌心向上收回至胸前，如海底捞月，随后掌心翻转向下，下压至肚脐处，分别收于身体两侧。

本功法可以很好地牵拉及锻炼身体前后两侧的肌肉，特别适合久坐一族练习。头晕或腰椎间盘突出症患者等禁用。

第二式　嫦娥奔月

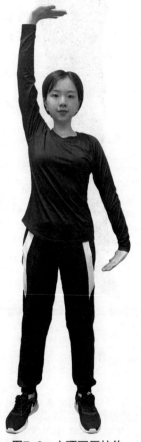

图7-6　上顶下压拉伸

❶ 左脚打开，双脚与肩同宽，两手指尖相对，掌心向上，从下腹部慢慢向上托起，至胸前时双掌心由内向外翻转，右手掌心向上，左手掌心向下，对拉伸直，呈上顶下压之势（图7-6）。

❷ 左手撑腰，身体重心移到左脚，身体向右旋转至极限，停留5秒（图7-7）。

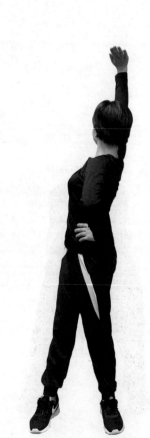

图7-7　身体向右旋转至极限

❸ 回到中立位（图7-8），双手回到胸前交替左手掌心向上，右手掌心向下，对拉伸直，呈上顶下压之势（图7-9）。右手撑腰，身体重心移到右脚，身体向左旋转至极限，停留5秒（图7-10）。

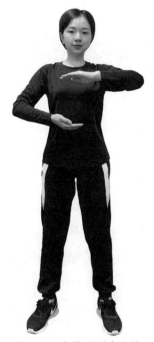

图7-8　身体回到中立位

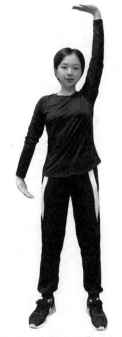

图7-9　交替左手掌心向上

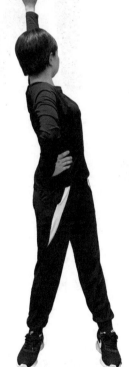

图7-10　身体向左旋转至极限

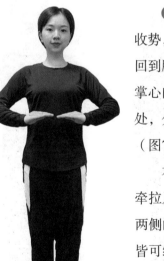

图7-11　收势

❹ 回到中立位，收势，左脚回来，双手回到胸前，指尖相对，掌心向下，下压至肚脐处，分别收于身体两侧（图7-11）。

本功法可以很好地牵拉及锻炼到身体左右两侧的肌肉，一般人群皆可练习。

第三式　西施回眸

❶ 左脚打开，双脚与肩同宽，两手背后交叉对拉，身体向左旋转至极限，低头看左脚后跟，停留5秒。然后抬头，回到中立位（图7–12）。

❷ 身体顺势向右旋转至极限，低头看右脚后跟，停留5秒，抬头，回到中立位（图7–13）。

❸ 收势，左脚回来，双手回到胸前，指尖相对，掌心向下，下压至肚脐处，分别收于身体两侧（图7–14）。

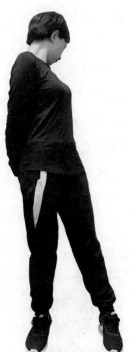

图7–12　身体向左旋转至极限

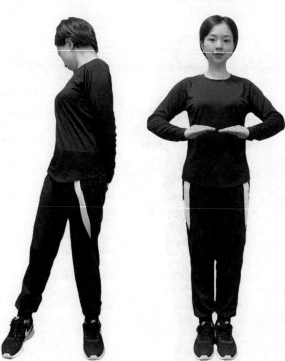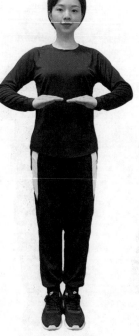

图7–13　身体向右旋转至极限　　图7–14　收势

本功法可以很好地牵拉及锻炼腹部及颈部的肌肉链，一般人群皆可练习，特别适合久坐容易致颈肩部酸痛不适的人。

第四式　青龙摆尾

❶ 左脚打开，双脚分开约两肩宽，身体向左旋转，呈左弓步下压，重心位于左脚，右腿伸直，挺腰，左手扶于左腿膝盖上方，右手扶于右大腿部（图7-15）。

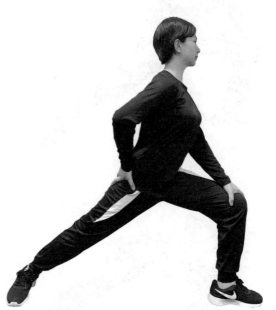

图7-15　左弓步下压

❷ 低头、下腰，上半身向右摆动，如青龙摆尾（图7-16），身体顺势把重心转到右腿，上半身挺直。

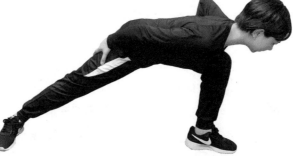

图7-16　上半身向右摆动

❸ 呈右弓步下压，挺腰，右手扶于右腿膝盖上方，左手扶于左大腿部（图7-17）。

❹ 然后低头、下腰，上半身向左摆动，如青龙摆尾（图7-18），回到中立位。

❺ 收势，左脚回来，双手从两侧回到胸前，指尖相对，掌心向下，下压至肚脐处，分别收于身体两侧（图7-19）。

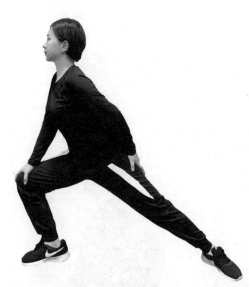

图7-17 右弓步下压

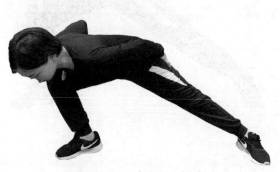

图7-18 上半身向左摆动

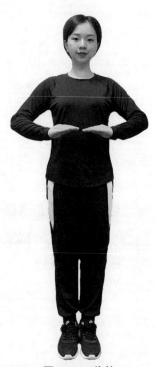

图7-19 收势

本功法可以很好地牵拉及锻炼下肢及腰部的肌肉，特别适合久坐容易致腰部酸痛及下肢酸软乏力的人。头晕、腰椎间盘突出症及膝关节痛的患者慎用。

第五式　白虎摇头

❶ 左脚打开，双脚与肩同宽，两手背后交叉对拉（图7-20）。

❷ 抬头向后仰至极限（图7-21），停留5秒后，回到中立位。

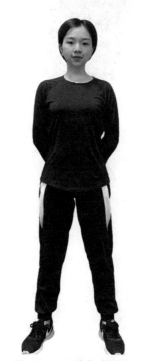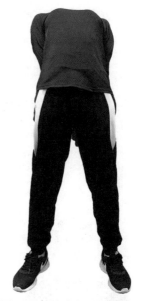

图7-20　双脚与肩同宽　图7-21　抬头向后仰至极限

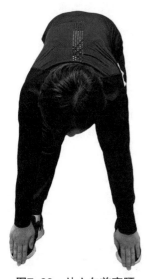

❸ 站立向前弯腰，双手掌沿双腿后侧向下滑，触地，移到脚尖处（图7-22），保持这一状态，抬头、低头，往返3次。

图7-22　站立向前弯腰

❹ 然后稍起身，双手上滑行至膝盖，微屈膝，向左转头至极限（图7-23），停留5秒，回到中立位。

❺ 向右转头至极限（图7-24），停留5秒，回到中立位。

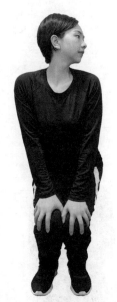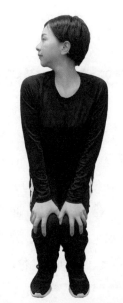

图7-23 向左转头至极限　　图7-24 向右转头至极限

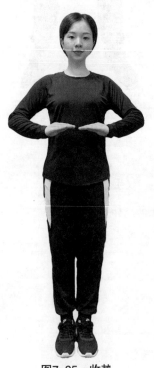

图7-25 收势

❻ 收势，双手从两侧回到胸前，指尖相对，掌心向下，下压至肚脐处，分别收于身体两侧（图7-25）。

本功法可以很好地牵拉及锻炼到全身大部分的肌肉，一般人群皆可练习。头晕、腰椎间盘突出症及膝关节痛的患者慎用。

第六式　扭转乾坤

❶ 左脚打开，双脚分开约两肩宽，双手抱头（图7-26）。

❷ 身体左转，呈左弓步，向左旋转至极限位（图7-27）。

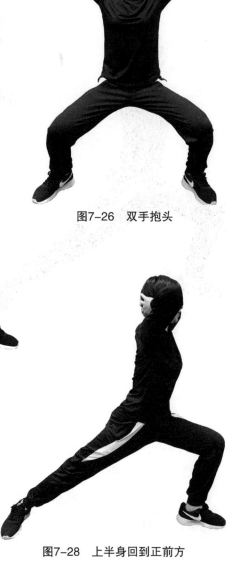

图7-26　双手抱头

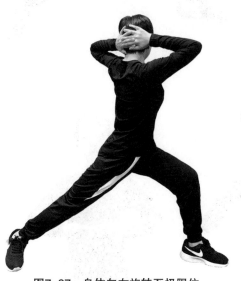

图7-27　身体向左旋转至极限位

❸ 然后上半身回到正前方（图7-28），往返3次。

图7-28　上半身回到正前方

❹ 接着身体回正，双手抱头右转，呈右弓步，身体向右旋转至极限位（图7-29）。

❺ 然后上半身回到正前方（图7-30），往返3次。

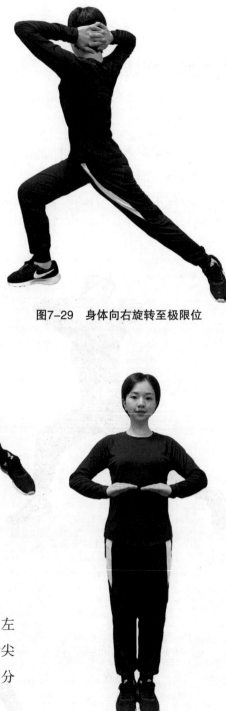

图7-29　身体向右旋转至极限位

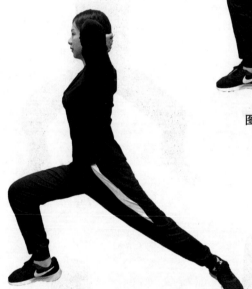

图7-30　上半身回到正前方

❻ 身体回到中立位，收势，左脚回来，双手从两侧回到胸前，指尖相对，掌心向下，下压至肚脐处，分别收于身体两侧（图7-31）。

图7-31　收势

本功法可以很好地牵拉及锻炼全身大部分的肌肉链，一般人群皆可练习。膝关节痛的患者慎用。

注意事项：本功法适用于各种脊柱相关疾病，如各类型的颈椎病（头晕慎用）、腰椎间盘突出症（急性期禁用）、胸椎小关节紊乱，骨盆不正等的辅助治疗与康复锻炼；健康人锻炼也有很好地预防与保健作用，居家或户外锻炼皆可。

练功体位多为站位，每天练功2～3次。每次可选择全套功法或单独2～3个，每个功法可做4～6遍，反复进行。每次练功时间以10～15分钟为宜。

练功种类的选择，应根据疾病的不同，选择相应功法，锻炼的次数应从少到多，锻炼时间应从短到长，病情较重的患者应在医生的指导下选择动作、次数及时长。

患有较严重的内脏疾病、年老体弱、妇女妊娠慎用或禁用，或在医生指导下进行。

以上功法要把握适当的力度、幅度及速度，循序渐进，动作以缓慢、舒适为度，练功过程中有任何不适，应立即停止锻炼。

八

跟师感悟

学生袁智先跟师感悟

时光荏苒，不知不觉间从医已经10多个年头，有幸师从于范老师，令我受益良多，受用终生。

范老师作为一位省名中医，具有博大包容的胸怀和高瞻远瞩的视野。在跟师学习的日子里，我深深地体会到范老师是一位尊师重教，以德为先；治学严谨，以身作则；善于总结，精益求精的老师，使我在学习和工作中，坚定了信念，开拓了思路，开阔了视野，更新了观念，逐步提高了临床医疗技术，明确了专业发展方向，坚定了西为中用，中西医结合的学术理念。

尊师重教，以德为先。范老师从医几十年，遍访名师，最常挂在嘴边的恩师就是龙层花教授，每年带学生拜访龙老师。他每次提起龙老师，总是滔滔不绝地讲个不停，其中龙老师妙手回春的故事自然精彩，最令我难忘的还是龙老师的医德修为——老人家崇敬千手观世音的慈悲之心，仰望其普度众生的善举，让所有学生的双手汇集成龙氏千手，造福百姓。在我看来，也正是这份信念才让她虽然一生坎坷，身体羸弱，却能励精图治，著书立说，成一家之言。立业要先立德，行医要以德为先，有仁心才学得仁术。范老师践行大医精诚之礼，在从医期间，秉承了名利二字不乱其心，治病救人全心全意，传道受业毫无保留的执着，通过言传身教，潜移默化地把为医最难得的仁心深深地印在学生们的脑海里。临床工作中，范老师常说作为医生，所谓仁心最基本的要求就是对待患者如亲人，在处理医患关系时，以如何对待亲人就如何对待患者的标准要求自己，就能做到基本的仁心，就能真正替患者着想。

治学严谨，以身作则。范老师对学生是出名的严格，作为他的学生的最初两年都是"压力山大"的，熟记传统医学经典是必不可少的，需按时完成，违者还有逐出师门的风险。出于专业的需要，他对学生还有功法锻炼的要求，时常说好医生首先要有好身体。他平时热爱打篮球，风雨无阻，在球场上当我们气喘吁吁时，他还是一样的体力充沛；医院每年组织爬山，他次次健步如飞，常常把我们这些年轻人甩在身后。他不仅自己坚持锻炼，更是一直坚持带领团队一起练功，让我们在锻炼中体会整脊手法的技巧和诀窍。范老师对学生严格，对自己更严格。他不仅坚持锻炼，还笔耕不辍。学习工程中，作为学生经常有机会借阅范老师的治学笔记，主要包括他跟师的医案和治学的心得，字迹工整，内容详尽，有思考有总结。这种严谨的治学态度和一丝不苟的治学精神，胜过千言万语，让学生们深感自愧弗如，同时更是心向往之，坚定了以这种态度严格要求自己的决心。

精益求精，善于总结。范老师不仅治学严谨，临床工作中更是精益求精，他在临床上坚持详查病史，从不落下一个临床细节，通过临床观察和影像学检查，系统严谨、精确可靠的诊断分析，指导临床精准的治疗，因此很多临床上颇为疑难的病例，在范老师手里，往往柳暗花明，疗效有如神助。不仅是治病救人如此，工作中即使是填写申报材料也必须是要反复推敲，惜字如金。记得就在一年前，填写的一份不过十几页资料，文字内容一改就是十几二十次，看到范老师不遗余力逐字逐句的修改，以求尽善尽美，我们都是肃然起敬，偷懒之心荡然无存。对于学术研究，范老师更是善于总结，务求甚解，他总能把平时临床中积累的临床经验加以总结提炼，对于学生们提出的疑点、难点，他总是能把相关知识结构，诊断思维和施治技巧讲的深入浅出，让我们常常有如沐春风，豁然开朗的感觉。范老师重视学术交流，每次学到的新知识、新方法，都会和学生们分享，并加上自己的心得体会，让整个团队的临床水平不断提高。

学生张振宁跟师感悟

不知不觉，与范老师相识已经有8年之久，感叹时光飞逝，白驹过隙的同时，也很感谢范老师在我们成长的过程中，犹如一盏明灯为我们点亮和指明了前进的道路。

尊师重道　常怀感恩之心

从古至今，"老师"这个称呼始终蕴含着很重的分量，肩负着一种伟大的使命，传道、授业、解惑，他们的辛勤付出培养了一代又一代的优秀学生，而一代又一代的优秀学生之中又有很多人再次肩负起这份使命，传承着这份信念，范老师就是其中的一员。范老师自幼勤奋努力，曾拜访学习过很多的名医名师，他时常感慨有幸聆听老师们的谆谆教诲，才能为日后的发展打下坚实的基础，感恩之情更是不言而喻，其中最常提的是恩师龙层花教授，每年的教师节，都会带着我们一起去拜访她，风雨无阻，从未间断。范老师在用行动教导我们，老师永远都是老师，学生永远都是学生，我们需要一直怀揣着一颗敬畏的心，一颗感恩的心，一种谦卑的心态，所谓"一日为师，终身为父"就是这个道理，现在的我们更应该如此。

坚定信念　持之以恒

范老师能有今天的成就，和自身的坚持是分不开的，他时常说，人要成功，就需要耐得住寂寞、拥有坚定的信念和不变的人生目标。范老师从江西中医学院毕业后，凭借着严谨的工作态度和不断的人生追求，靠着自己一步步的摸索与努力，取得了很多成就，中间遇到了不少的困难和挫折，可范老师并没有放弃过，始终相信成功就在前方。这份坚定的信念一直相伴左右，随之而来的便是最年轻"广东省名中医"、第五批全国老中医药专家学术经验继承人等一系列荣誉，但范老师并没有止步于此，目标仍在前方。这种严于律己、脚踏实地、持之以恒的精神，正是我们这代人需要学习的东西。凡事开头难，坚持就会胜利的道理我们都懂，可回头看一看，真正做到的又有几个，我们有多少人还怀揣着最初的那份信念与那份梦想，又或者说你的未来你规划好了吗？如果没有，请给自己时间沉淀下来静静想清楚。现在繁华的都市生活，给了我们一份躁动的心，我们有时需要平心静气，心如止水，给自己一点空间思考！如果已经有了目标，那么请坚定信念，持之以恒！

崇高医德　善待他人

范老师每次都会打趣地说道从来不知道医闹是什么，不但如此，身边的很多患者也都成了自己的好朋友，有的关系甚至已维持了20多年。之所以如此，正是因为范老师本身就把患者当亲人对待，全心全意、无怨无悔、不求回报地付出……听后不禁感慨，这份医德真的可敬！想想自己从医已经5年多，接收治疗了很多患者，可有些患者真的很难管理，一遍遍地宣传教育，一遍遍地反复重来，有时候真的会失去耐心，可事后想一下，哪怕他依从性再差，做好自己应该做的就是问心无愧，能够相遇是缘，日后怎样是份。医德是我们从医最初就要坚定的东西，我们应该学习范老师崇高的医德，时刻提醒自己，做一个称职的好医生，善待他人。

学生苏美意跟师感悟

能因为工作的原因结识范老师，绝对是我人生的转折点。2009年我有幸跟师范德辉教授，在他的鼓励下，2011年通过全国统考考取广州中医药大学研究生，正式拜入范老师门下。通过脱产研究生学习3年，经过考核毕业，也再次进入其工作团队，成为范老师的学术继承人。

范老师一贯勤求博采，不仅深谙岐黄之道，汲古汇今，融通辨证施治，针灸推拿结合中药治疗，对脊柱相关疾病具有丰富的临床经验；而且精研文学、佛学及道学，授课时常把人道、文道、医道融为一体。在学生们跟师期间，范老师要求我等"对中国传统文化发奋精研，融会贯通"。

范老师从事中医临床、科研及教学工作近30年，培养出不少学生。

他认为培养学生原则必须是德才兼修，然德才两字德是首位的，德比才更重要。有才有德者，才能对事业有贡献；有才无德者，其才越大则弊越多，才足以成其作恶的本领。

范老师时常训诫我们，无论是培养学生，还是评价良医和良师，首先要衡量他的德性，只有先做好一个人，才能做好应做的事情。他认为，医学是一种仁术，只有有德之人，才能具有敬业精神，学习中医才能具有专业思想，而不致见异思迁，以致草菅人命。

范老师个人自律性非常高，多年来注重健康饮食及运动健身，每周都会与团队人员及进修生、实习生在篮球场上挥洒汗水。范老师长期从事中医临床、科研及教学工作，他在脊柱相关疾病方面卓有建树也绝非偶然。"耐得住寂寞、经得住诱惑、不变的追求"是范老师一直以来的座右铭。正因此，范老师才能从基层医院的医生一步步走出来，成为专家、教授、硕导、省名中医、博导、政协委员。

10多年来我在范老师的悉心培养下，在学习中医、继承岐黄的道路上，不断成长和进步。然而终生仍需不断学习的就是范老师的为人之道，学习他虚怀谦德、老而不倦之道，领悟他渊博通达之学，努力使自己成为有德、有才之人。

学生林颖跟师感悟

时光荏苒，一眨眼我已工作将近10个年头。2017年，我有幸加入并成为范德辉名中医工作室成员之一，得以跟随范老师学习，在将近3年的跟师过程中，我感触良多，受益匪浅。

范老师出生中医世家，从小立志从医，从江西中医学院针灸骨伤系毕业后便一直在临床工作，弘扬大推拿正骨技术。早年跟随龙层花教授系统学习龙氏正骨手法，后师从名中医卢桂梅老师研习中医内科，期间更至中山三院学习现代康复技术，因此在多年临床诊治中，他将传统医学与现代医学、运动医学等相关理论结合，采用中医辨证论治方法，集成龙氏正骨手法并配合中医适宜疗法，形成一套独特的学术思想。

在跟随范老师学习之前，我的诊治思路狭窄，诊疗技术单一，总是死记硬背书上的方药和针刺处方，想着怎么套着用。而后跟着范老师出诊，如同"打开新世界大门"。他注重收集患者的四诊资料，灵活辨证施治及调整药物，不拘泥于古方，巧用道地药材，三因制宜。

范老师的临床诊治思维也十分灵活，我经常会惊讶于他所诊治的病种之广，手段之多。他对脊柱相关疾病的认识很深，有一些表现为内科症状的脊柱病，他也总能"火眼金睛"地识别出来。例如拔牙后反复头晕恶心的颈椎病、表现为高血压的颈椎病、反复胸闷的胸椎小关节紊乱等，针对病因治疗，内外兼顾，往往手到病除、药到病除，不止患者啧啧称奇，身为学生的我也总佩服得五体投地。他的"工具"丰富多样：中药、手法、针刺、针刀、灸法、拔罐、现代康复技术如关节松动术、肌肉牵伸技术等，每把"刀"掏出就能用，关键都很有效。更令我敬佩的是他的开明和包容，作为名中医，他毫不排斥西医，主张扎根中医，西为中用，中西结合。

范老师还从不放松学习，每周都会与我们一同业务学习，复习经典，速读最新文献，这种与时俱进的积极的学习态度，深深地影响了我，也改变了我。

对待患者，范老师总教导我们要秉承"大医精诚"之心，将患者当家人，尽自己所能为老百姓解除痛苦，他也确确实实总是为患者着想。在与患者交流的方式上，他时而严厉，时而温柔，根据患者的不同性格特点，用他们最能接受的方式交代病情，帮助他们建立良好生活方式和情绪管理，在患者、同事、学生中都收获了良好的口碑。

跟随范老师学习，让我提高了治疗技术，坚定了学习中医药的信念，使我对日后的从医之路更有信心。范老师是我的榜样，让我努力去成为更好的自己，更好地为人民服务。

其他学生跟师感悟

吾跟师3年，范老师言传身教，使吾受益终生。范老师对待患者怀揣慈悲之心，诠释"大医精诚"，善用手法，三步定位，四步十法，出神入化，手法之精妙，疗效之神奇，常使吾惊叹佩服。感恩能入师门，范老师是吾辈学习之楷模。

学生 李盈

有幸入范门，随师学习3年，范老师治学严谨、精益求精的学习态度，光明磊落、德艺双馨的优秀形象充满了感染力，使我追随并毕生为之奋斗。

学生 曹志贤

中医需要感悟、需要思考、需要实践。范老师言传身教，常常教导我们学生要精通医理，采众家之精华，融会贯通，继承总结，"仁心、仁德、仁术"施于临床，造福社会百姓！

学生 李锡航

3年的研究生生涯让我受益匪浅，范老师高尚的医德，精湛的技术，独特的人格魅力一直都是我学习的榜样。即使工作多年，也一直怀念在"针五"一起查房、一起做治疗、一起打篮球的快乐时光。秉承龙氏精神，以救死扶伤为己任，如果时光能够倒流，我愿意再回"针五"学习3年！

学生 林锦坤

有幸跟师三载，在这足以影响我一生的3年里，除了范老师高深的临床造诣和学术成就，他谦逊的治学态度也让我印象深刻。范老师说学习要有空杯心态，要虚怀若谷，听专家讲课是学习，听健身教练讲课是学习，跟老大爷聊天也是学习，正所谓"师者，传道授业解惑也"，这不受年龄、性别、专业及地域等限制，学习是一辈子的事情，医生尤是如此。

学生 罗孟西

跟师3年期间，范老师不只医术上精益求精，博采众长，对待患者更是如亲人一般，心怀慈悲，用行动诠释了"大医精诚"的内涵，范老师的言传身教也给我在以后的行医道路上点亮了一盏明灯。

学生 杨晗丹

有幸师从范老师，范老师博学多才，善于指导学生，在跟师学习期间让我开阔了视野，活跃了思维，坚定了对中医药的信心。范老师以患者为中心，时刻为患者着想，高尚的医德对我影响深远，终身受益。

学生 吴晶晶

有幸跟随范老师学习3年，学习到了很多，是我一生学习的榜样。范老师在临床技术上做到精益求精，时刻不会懈怠，保持高度的学习状态，将技术发挥到极致。在对待患者上，时常教育我们要将每个患者当作自己的亲人一样对待。在生活上，他严于律己，坚持锻炼，无论刮风下雨都会坚持在自己规定的时间坚持锻炼。他也告诉我们，身体是革命的本钱，只有自己身体好了，才有资本更好地行医。他的技术及行医态度对于我今后的行医之路影响甚大。

学生 魏美华

跟师3年，在范老师的精心指导下，我逐渐领会了龙氏手法"稳、准、轻、巧"的诀窍和龙氏精神的内涵，也从一名初出茅庐的医学生逐步成长为独当一面的临床医生，范老师精湛的医术、高尚的医德和廉洁的医风都深深影响着我。

学生 吴慧琴

入门1年多了，每次跟范老师门诊总能学习到新的知识，不论是理论还是临床实践甚或是生活上待人处事的道理，范老师总是耐心教导，言传身教。幸得良师，唯刻苦专研，潜心学习，永记师恩。

学生 欧志文

范老师不论是科研上坚持不懈、实事求是的严谨态度，还是医学临床上医者仁心、无私奉献的工作精神，都对我有着极为深远的影响。他经常教导我们在学习上要坚定目标，在处事时要胆大心细，在生活中要不断地学习和创新，更要坚信自己做每一件事情都能成功。这些教导正如他传承的龙氏精神一样，成为我们终身学习的榜样。

学生 何泳芝

范老师一直强调我们在学习时要一心一意，要懂得空杯才能进步、心态归零方能成功的道理，并且强调为医者除了要有好的医疗技术之外，医德同样重要，无论遇到什么患者，都应当作亲人看待。

学生 黎子轩

对于治病，范老师常说：审病诊疾，须至意深心，将他病作己病；对于教学，范老师常嘱：立志学医，必先学做人，无德不能为医。回顾这段时间的跟诊学习，范老师言传身教，倾囊相授，自问收获颇丰。

学生 毛志涛

有幸加入范老师门下学习，范老师言传身教，察病细微，时常教导学生须秉承"精诚之心"，诊候精致细微，治病胆大心细，把患者当作家人，时常感同身受。在学习和科研上，范老师教导我们一定要广泛深入地探究医学原理，专心勤奋不懈怠，精益求精。这种高尚的医德及学习态度值得学生一辈子学习。

学生 何嘉俊

研究生3年的学习生活一晃而过，平时范老师所教知识如今工作才用了一二分，怪自己所学不精，心有余而力不足。不过在范老师身边跟诊，耳濡目染之下，让我认识到另一个天地，这也直接拓宽了我的眼界，使我深刻认识到脊柱是人之根，故应重视脊柱的健康。

学生 吴维

范老师严谨的诊病思维、严格的查体过程和终身学习的治学态度始终鼓舞着我。感谢范老师领我走进脊柱世界，独立行医后，越发觉得脊椎病因学是个宝。范老师在传承发展龙氏治脊的路上越走越坚定，一辈子做好一件事，就是壮举！

学生 康健

有幸与范老师一同省病诊疾，总会看到患者痛苦地进来，微笑着出去。在与范老师幽默风趣的交谈中，患者不知不觉就做完了治疗。范老师见到患者的苦，若己有之，总会不断叮嘱和监督患者的锻炼。这是我所学到的为医之德。

学生 黄颖姿

研究生3年的学习生活，有幸师从范老师。考取范老师研究生的当天，范老师就给我选了几本解剖学著作和《脊椎病因治疗学》作为研究生入学前的自学内容。局部解剖、大体解剖、运动解剖基本都懂，脊柱相关疾病在大脑里却是一片空白。经过反复研读，越发觉得脊柱相关疾病这个全新的内容有意思。再后来不断跟在范老师身边学习、练习，不断充实和完善自己思维体系和知识体系，体会到了范老师"授之以鱼，更授之以渔"的良苦用心。

　　范老师教给我的不仅是实实在在的知识，更是带领我进入了一个全新的知识领域。每天的接诊和治疗看似简单重复，其实妙不可言。三步定位诊断需准确，确实做到"稳、准、轻、巧"，手法要柔中带刚，切勿粗心大意等。临床中让我边学边练边总结，从而形成一种从"课本理论到跟诊实践，再到临床与理论总结，最后到自主临床总结"的良性循环，这也大大提高了自己理论知识和临床水平。每周范老师还在科里举办小讲座，针对主题充分学习和讨论，加深理解。每每遇到困惑不解时，范老师也都会及时答疑解惑。工作后，每每遇到脊柱相关疾病的患者，治疗后相比其他内科医生疗效更好时，更是从心底里感谢范老师教授了我这一完善而实用的知识体系。

学生　王尚巍